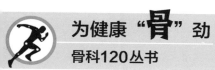

为健康"骨"劲

骨科120丛书

总顾问 刘昌胜 张英泽 戴尅戎

总主编 苏佳灿

膝关节镜
120问 ✚

主编 ◎ 何继业 王建华 王成龙

上海大学出版社

图书在版编目(CIP)数据

膝关节镜 120 问 / 何继业,王建华,王成龙主编.
上海：上海大学出版社,2024.7. --（为健康"骨"
劲 / 苏佳灿总主编）. -- ISBN 978-7-5671-5037-9
Ⅰ. R684-44
中国国家版本馆 CIP 数据核字第 202444XJ03 号

责任编辑　陈　露
助理编辑　张淑娜
封面设计　缪炎栩
技术编辑　金　鑫　钱宇坤

为健康"骨"劲

膝关节镜 120 问

何继业　王建华　王成龙　主编
上海大学出版社出版发行
（上海市上大路 99 号　邮政编码 200444）
（https://www.shupress.cn　发行热线 021-66135112）
出版人　戴骏豪

*

南京展望文化发展有限公司排版
上海颛辉印刷厂有限公司印刷　　各地新华书店经销
开本 890mm×1240mm　1/32　印张 3.75　字数 75 千
2024 年 8 月第 1 版　2024 年 8 月第 1 次印刷
ISBN 978-7-5671-5037-9/R·76　定价　58.00 元

序 言

"岁寒,然后知松柏之后凋也。"意为一个人的节操与品行,只有在困境中才能显现。而我等从医者,正是立志守护人身之"松柏"——强健的骨骼。

骨为身之干,支撑起生命的屹立不倒。然世间疾病千奇百怪,骨疾尤为凶险。有如暗夜突袭的骨折创伤,似无声蚕食的骨质疏松,或如幽灵般游走的骨肿瘤……无不考验着骨科医者的智慧与经验。

本丛书以"强骨"为宗旨,撷取骨科领域精华,解答患者关切。自创伤骨科到关节外科,从脊柱到四肢,举凡骨科疑难疑点,图文并茂,一一道来。寓医理于浅言,蕴经验于问答。言简意赅却包罗万象,通俗晓畅而雅俗共赏。

本丛书共21个分册,涵盖骨科所有常见疾病,是目前国内最系统、最全面的骨科疾病科普系列丛书。从骨折、骨不连等常见创伤,到骨性关节炎、骨质疏松等慢性病,从关节镜微创技术到修复重建难题,从骨科护理常识到康复指导,可谓全方位、多角度、立体化地解答骨科常见疾病诊疗问题。120问的内容设计,聚焦读者最迫切的疑惑,直击骨科就诊最本质的需求,力求读者短时间内获取最实用的知识。这是一系列服务骨科医患共同的工具书，更是一座沟通医患的桥梁。

"岁月不居，时节如流。"随着人口老龄化加剧，骨科疾病频发。提高全民骨健康意识，普及骨科养生保健知识，已刻不容缓。我们坚信，树立正确观念，传播科学知识，能唤起公众对骨骼健康的关注，进而主动规避骨病风险。这正是本丛书的价值所在，亦是编写初衷。

让我们携手共筑健康之骨，守望生命之本，用"仁心仁术"抒写"岁寒不凋"的医者丰碑，用执着坚守诠释"松柏常青"的"仁爱仁医"。

"博观而约取，厚积而薄发"，愿本丛书成为广大读者的良师益友，为患者带去希望，为医者增添助力。让我们共同守护人体这座最宏伟的"建筑"，让健康的骨骼撑起每一个生命的风帆，乘风破浪，奋勇前行！

总主编 苏佳灿

2024 年 7 月

前 言

　　随着生活质量的提高,人们对健康问题的关注度日益提升,尤其是膝关节健康问题,膝关节镜手术作为一种微创手术,越来越多地被应用于治疗各种膝关节疾病,以帮助患者减轻疼痛,恢复关节功能。然而,对于大多数非医学专业的读者来说,膝关节镜手术仍然是一个陌生且复杂的话题。因此,我们编写了这本《膝关节镜120问》,旨在以浅显易懂的语言,为广大读者解答关于膝关节镜手术的各种疑问,近距离接触这项先进的医疗技术。

　　本书共收录了120个关于膝关节镜手术的常见问题,内容涵盖了膝关节镜手术的基本概念、适应证、术前准备、手术过程、术后恢复等多个方面。我们试图通过回答这些临床最常见、读者最关心的问题,让读者能够全面而深入地了解膝关节镜手术,从而在面临相关健康问题时,能够更加理性地选择和应对。

　　在编写本书的过程中,我们深知医学知识的严谨性和复杂性,因此我们特别邀请了多位在膝关节镜手术领域有着丰富经验的医生和专家,对书中的内容进行了严格的审校,以确保信息的准确性和权威性。同时,我们也尽量用通俗易懂的语言,配以形象的示例和插图,让读者在轻松阅读的同时,获得有价值的知识。

我们希望本书能够成为读者了解膝关节镜手术的一扇窗,让更多的人认识到膝关节镜手术的重要性和价值。无论是对于那些即将接受膝关节镜手术的患者,还是对医学知识有兴趣的普通读者,我们都希望本书能够提供一些帮助和指导。通过阅读本书,读者不仅能够获得关于膝关节镜手术的专业知识,更重要的是,能够树立正确的健康观念,积极面对生活中可能遇到的健康挑战。

编　者

2024 年 6 月

目　录

第二篇 半月板损伤及治疗

第三篇 软骨损伤及治疗

第四篇 韧带、肌腱损伤及治疗

第五篇 腘窝囊肿的微创治疗

第六篇 髌骨脱位及治疗

第一篇
膝关节镜手术基本知识

1 什么是膝关节镜手术？

　　膝关节镜手术是一种微创手术，通过在膝关节内插入一根带有摄像头的细长管子，医生可以观察到关节内部的结构，以便修复、清理或移除损伤的组织。相比传统开放手术，膝关节镜手术具有创伤小、出血少、恢复快等优势。

2 膝关节镜手术适用于哪些疾病或损伤？

　　膝关节镜手术适用于多种膝关节问题，包括半月板损伤、关节软骨磨损、韧带损伤、游离体、滑膜炎等。它可以帮助修复损伤的组织，改善关节功能，减轻疼痛和不适。

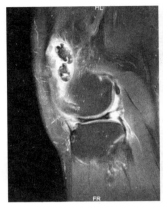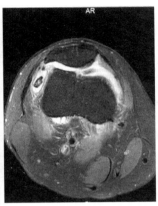

MRI 图像显示膝关节内散在多枚游离体

 膝关节镜手术有哪些优势？

　　膝关节镜手术相比传统开放手术具有许多优势。首先,它是一种微创手术,创伤较小,术后疼痛轻,恢复快。其次,手术过程中出血量较少,减少了术后贫血的风险。此外,膝关节镜手术可以精确观察和处理关节内的问题,有助于提高手术的准确性和成功率。

4 膝关节镜手术的适应证有哪些？

　　膝关节镜手术适用于半月板损伤、关节软骨磨损、前交叉韧带损伤、滑膜炎、骨折等多种膝关节问题。它可以用于修复、清理或移除损伤的组织,以恢复关节的功能和减轻症状。

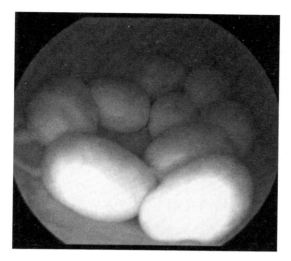

髌上囊的滑膜软骨瘤

 膝关节镜手术的术前准备有哪些?

在进行膝关节镜手术之前,医生会进行详细的术前评估。这包括了解患者的病史,进行体格检查和影像学检查(如 X 线、MRI 等),以确定手术的适应证和制定手术方案。此外,患者还需要进行一些常规的术前准备,如禁食禁水、停用某些药物等。

6 膝关节镜手术需要全身麻醉吗?

膝关节镜手术通常需要全身麻醉。全身麻醉可以使患者在

手术过程中处于无意识状态,同时提供舒适的手术环境,以确保
手术的安全和顺利进行。但对于一些简单的膝关节镜手术,如单
纯的半月板切除,也可以考虑局部麻醉。

 膝关节镜手术后需要多长时间康复?

膝关节镜手术后的康复时间因手术类型、个体差异和康复计
划而异。一般来说,术后的创伤愈合需要几周时间,但完全康复
可能需要几个月。康复期间需要进行物理治疗、功能锻炼和恢复
训练,以帮助恢复关节的功能和力量。

 膝关节镜手术后是否会复发?

膝关节镜手术后存在复发风险,特别是一些慢性和复杂的膝
关节问题。复发的原因可能是手术未能完全修复损伤、术后康复
不当、关节使用过度等。为了减少复发的风险,患者需要遵守医
生的康复指导,注意关节的保护和功能锻炼。

9 膝关节镜手术后需要多久才能恢复正常行走？

膝关节镜手术后,恢复正常行走的时间因手术类型和个体差异而有所不同。一般来说,术后几天到几周内可以开始进行辅助行走,如使用拐杖或助行器。但完全恢复正常行走可能需要数周到数月的时间,具体取决于手术的类型和个体的康复进展。

10 膝关节镜手术后是否需要使用石膏或固定装置？

膝关节镜手术后通常不需要使用石膏或固定装置。手术后可能会使用一个轻便的绷带或固定器来提供支撑和稳定,但不会限制关节的活动。术后关节的及时锻炼有助于促进术后创伤的康复和关节的功能恢复。

11 膝关节镜手术后是否需要进行物理治疗？

膝关节镜手术后通常需要进行物理治疗。物理治疗师会制定个性化的康复计划,包括疼痛管理、关节活动恢复、肌肉强化和平衡训练等。物理治疗有助于加速康复过程,改善关节功能和减轻症状。

12 膝关节镜手术后是否可以进行运动和体育活动?

膝关节镜手术后可以进行适当的运动和体育活动,但需要遵守医生和物理治疗师的指导。在康复期间,应避免剧烈运动和高风险活动,以免对手术区域造成额外的压力和损伤。患者应逐渐增加运动强度和频率,以确保关节的稳定和功能恢复。

13 膝关节镜手术后是否需要使用药物来控制疼痛?

膝关节镜手术后可能需要使用药物来控制疼痛。医生通常会开具止痛药物,如非处方的非甾体抗炎药或处方的镇痛药。这些药物有助于减轻手术后的疼痛和不适感。

14 膝关节镜手术后是否需要使用冰敷?

膝关节镜手术后,通常建议使用冰敷来减轻术后的肿胀和疼痛。冰敷可以通过减轻血管扩张和炎症反应来缓解疼痛,并促进术后创伤的康复。医生或物理治疗师会指导患者正确使用冰敷。

15 膝关节镜手术后是否需要遵守特殊的饮食要求？

膝关节镜手术后一般不需要遵守特殊的饮食要求。然而，良好的饮食习惯对康复过程和整体健康是非常重要的。患者应保持均衡的饮食，摄入足够的营养物质，以支持伤口愈合和身体的康复。

16 膝关节镜手术后是否会出现并发症？

膝关节镜手术后有一定的并发症风险，尽管这种风险相对较低。可能的并发症包括感染、出血、血栓形成、神经或血管损伤等。当然，医生会采取预防措施来降低这些风险，并且在手术前会与患者详细讨论可能的并发症和风险。

17 膝关节镜手术后是否会完全治愈疾病或损伤？

膝关节镜手术可以帮助修复和治疗特定的膝关节问题，但并不能保证完全治愈所有疾病或损伤。手术的效果取决于损伤的严重程度、个体的康复情况和其他因素。在手术前，医生会向患者详细解释手术的预期效果和可能的局限性。

18 膝关节镜手术后是否可以恢复到以前的运动水平?

膝关节镜手术后可以帮助患者恢复到以前的运动水平,但这需要时间和努力。康复过程中的物理治疗和锻炼可以帮助增强肌肉、改善关节稳定性和恢复运动功能。然而,每个人的康复情况都不同,恢复到以前的运动水平可能需要个体化的康复计划和坚持不懈的努力。

19 膝关节镜手术后可以做哪些运动?

膝关节镜手术后,患者可以根据自身的康复情况和医生的建议进行适当的运动。一般来说,低冲击的运动,如游泳、骑自行车和走路,是较好的选择。随着康复的进展,可以逐渐增大活动强度和范围。需要注意的是,应避免过度使用膝关节或进行可能导致再次受伤的高冲击活动。

20 膝关节镜手术后是否需要佩戴膝关节支具?

膝关节镜手术后是否需要佩戴膝关节支具取决于手术的类型和患者的康复情况。在一些情况下,医生可能会建议患者在手术后的一段时间内佩戴膝关节支具,以帮助与保护手术区域,减少疼痛和肿胀,以及提供额外的稳定性。然而,长期依赖膝关节支具可能会导致肌肉萎缩和关节僵硬。因此,患者应遵循医生的建议,适时停止使用。

21 膝关节镜手术后多久可以恢复正常生活?

膝关节镜手术后恢复正常生活的时间因人而异,具体取决于手术的类型、患者的康复情况和个体的体质等因素。一般来说,大多数患者在手术后的几周内可以恢复日常活动,但可能需要几个月的时间才能完全恢复。

22 膝关节镜手术后多久可以恢复健身?

膝关节镜手术后多久可以恢复健身取决于手术的类型和患者的康复情况。一般来说,大多数人在手术后 6～8 周可以开始进行低强度的健身活动,如步行或骑自行车。高强度的健身活动,如举重或高强度有氧运动,可能需要等待更长时间来逐渐适应。具体的恢复时间应根据医生的建议。

第二篇
半月板损伤及治疗

23 什么是半月板?

半月板是人体膝关节中的两片C形的纤维软骨结构,分别被称为内侧半月板和外侧半月板。它们位于大腿骨(股骨)和一条小腿骨(胫骨)之间的关节内。

24 半月板的作用是什么?

半月板在体内起着以下几个重要作用:

(1)缓冲和分散压力:半月板帮助分散膝关节承受的压力,减少骨与骨之间的直接冲击。

(2)稳定关节:半月板增加了膝关节的稳定性,防止关节过度移动。

(3)润滑关节:半月板有助于润滑关节,减少关节运动时的摩擦。

(4)辅助关节运动:半月板能够适应关节在不同活动中的形

状变化,从而辅助膝关节的灵活运动。

25 什么叫半月板损伤?

半月板由于其柔韧但相对无弹性的特性,容易在剧烈运动或者意外事故中受到损伤,如撕裂。半月板损伤是常见的运动伤害,可能导致膝关节疼痛、肿胀、活动受限等症状。轻微的半月板损伤有时可以通过物理治疗和休息自愈,而严重的损伤可能需要通过手术来修复。

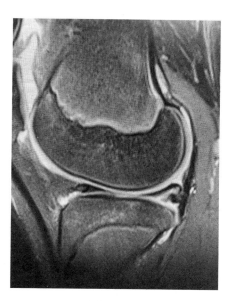

MRI 图像提示半月板撕裂

26 半月板撕裂的症状是什么？

半月板撕裂的主要症状可能包括：

（1）膝关节疼痛：尤其是在关节的内侧或外侧，疼痛可能在活动后加剧。

（2）肿胀或肿大：损伤后几小时到几天内，膝关节可能会出现肿胀。

（3）膝关节活动受限：可能会感觉到膝关节的活动范围受限，难以完全弯曲或伸直。

（4）膝关节稳定性下降：在行走或承重时，可能会感觉膝关节不稳定或有松动感。

（5）卡锁现象：膝关节在活动中可能会突然卡住，无法移动，或者有"弹出"感。

（6）弹响声：活动膝关节时可能会听到或感觉到关节内有弹响或咔嗒声。

如果出现这些症状，尤其是在经历了可能导致半月板损伤的活动（如深蹲、急转或直接撞击）之后，应及时咨询医生进行进一步的检查和治疗。半月板撕裂的确诊通常需要通过物理检查及影像学成像技术，如 MRI 来确认。根据撕裂的类型和严重程度，治疗方法可能包括物理治疗、药物治疗，某些情况下可能需要手术干预。

如何治疗半月板损伤？ 要不要做手术？

治疗半月板损伤的方法取决于损伤的类型和严重程度。一般来说，对于轻微的半月板损伤，可以采取保守治疗方法，如物理治疗、休息和药物治疗。而对于较严重的损伤，可能需要手术干预。

保守治疗包括：

（1）物理治疗：通过锻炼等加强肌肉，提高关节稳定性，并减轻疼痛。

（2）休息：避免过度使用受损的膝关节，以便让半月板有机会自行愈合。

（3）药物治疗：如使用非甾体抗炎药来缓解疼痛和减轻炎症。

手术治疗通常在以下情况下考虑：

（1）保守治疗无效：如果保守治疗无法改善症状，或者症状持续加重，可能需要考虑手术。

（2）严重损伤：对于较大、较严重的半月板撕裂或其他严重损伤，手术可能是必要的。

（3）活动受限：如果半月板损伤导致膝关节活动受限，影响正常生活和活动，手术可能是必要的。

（4）年龄和活动水平：年轻且活动水平要求较高的患者可能更倾向于手术，因为手术可以帮助避免长期的关节退化和其他并发症。

总之,是否需要手术治疗半月板损伤需要根据个体情况来决定。如果出现半月板损伤的症状,建议及时就医进行评估,医生会根据具体情况制定合适的治疗方案。

28 半月板红区、白区是什么意思? 对手术判断有什么意义?

半月板可以根据血液供应的不同分为红区和白区:

红区:半月板的外缘部分,拥有较好的血液供应,因此细胞和营养物质可以到达这一区域,促进损伤的愈合。损伤在红区时,由于愈合潜力较高,手术修复的成功率较高。

白区:半月板的内侧部分,血液供应较差。在白区的损伤由于缺乏足够的血液供应,愈合能力较弱,因此即使进行手术修复,愈合的可能性也较低。

对于手术判断的意义如下:

(1)如果半月板损伤发生在红区,由于血液供应较好,手术修复(如缝合)的成功率较高,医生可能会建议进行手术。

(2)如果损伤位于白区,手术修复的成功率较低,医生可能会考虑其他治疗方法,如部分切除损伤的半月板,或者在某些情况下不进行手术,而是采取保守治疗。

在决定是否进行手术以及选择何种手术方法时,医生会综合考虑损伤的具体位置、损伤的类型和程度、患者的年龄、活动水平以及整体健康状况等因素。因此,半月板的红区和白区对于手术决策是非常重要的考量因素。

29 什么是盘状半月板?

盘状半月板是膝关节半月板的一种异常形态。正常半月板是一种 C 形的纤维软骨结构,而盘状半月板则呈现出更加厚实和宽大的圆盘状或不规则形态。这种异常可能是先天性的,即个体天生就具有这种结构的半月板。

盘状半月板可能不会引起任何症状,但在一些情况下,它可能导致膝关节的不稳定、疼痛、肿胀或关节活动受限,特别是在半月板受损或撕裂时。盘状半月板更容易发生撕裂,因为其形态和结构与正常半月板不同,可能不如正常半月板那样能够有效地承受压力和转动。

在诊断盘状半月板时,医生会依据患者的症状、体格检查结果及影像学检查(如 MRI)结果来确定。盘状半月板的治疗方法取决于症状的严重程度和半月板损伤的情况。对于无症状或症状轻微的盘状半月板,可能不需要立即治疗,而是进行定期观察。如果症状较为严重或者半月板出现撕裂,可能需要采取以下治疗措施:

(1)保守治疗:包括休息、冰敷、压缩包扎和抬高受伤腿部等,可以使用非甾体抗炎药等药物来缓解疼痛和肿胀。物理治疗师可以指导患者进行一系列的锻炼,以增强膝关节周围肌肉的力量,提高关节的稳定性。

（2）手术治疗：对于症状严重或者伴有显著撕裂的盘状半月板,可能需要进行膝关节镜手术。手术可能包括修整或切除异常的半月板组织,有时可能尝试进行半月板修复。手术后通常需要一段时间的康复,包括物理治疗及逐渐增加关节的负荷和活动量。治疗盘状半月板的目的是减轻症状,恢复膝关节功能,并尽量减少未来发生半月板损伤的风险。

30 半月板损伤的保守治疗方法有哪些？

半月板损伤的保守治疗方法包括以下几种：

（1）物理治疗：物理治疗可以帮助增强周围肌肉的力量和稳定性,改善关节的灵活性,并提供适当的康复训练。物理治疗师可能会设计一系列针对个体情况的运动和伸展练习,以帮助恢复膝关节的功能和减轻疼痛。

（2）药物治疗：医生可能会建议使用消炎药和止痛药来缓解疼痛和减轻炎症。这些药物可以帮助控制症状,使患者更容易进行物理治疗和康复训练。

（3）支具和矫形器：在一些情况下,医生可能会建议使用膝关节支具或矫形器来提供支撑和稳定性,以减轻疼痛,并帮助恢复正常的运动功能。

（4）活动调整：在治疗期间,可能需要暂时调整活动水平,减少对膝关节的负荷，以便让损伤得到充分的休息和康复。

（5）注射治疗：在一些情况下，医生可能会考虑使用关节内注射来减轻疼痛和炎症，如注射类固醇或透明质酸。

以上治疗方法通常是针对轻度至中度的半月板损伤，对于严重的损伤，或者无法通过保守治疗有效缓解症状的情况，可能需要考虑手术治疗。最终的治疗选择应该是根据个体情况和医生的建议来确定。

31 哪些运动或动作容易损伤半月板？

半月板是位于膝关节中的一种软骨结构，有助于吸收冲击和稳定关节。某些运动或动作由于其对膝关节的特定压力和运动模式，可能容易导致半月板损伤。以下是一些可能增加半月板损伤风险的活动：

（1）剧烈旋转运动：在脚部固定而身体快速转动的运动中，如足球、篮球、网球和其他球类运动，运动员需要进行快速的方向改变。

（2）深蹲或重复蹲起动作：重量训练中的深蹲、有氧健身课程中的重复蹲起等动作会对膝关节产生较大压力。

（3）跳跃和着地：篮球、排球和田径运动中的跳跃动作，在着地时对膝关节产生冲击，可能导致半月板损伤。

（4）急停：在跑步或快速移动中突然停止，尤其是在硬表面上,可能会对半月板造成损伤。

（5）接触性运动：如橄榄球、曲棍球和摔跤等,运动员之间的身体接触可能导致半月板受到意外损伤。

（6）极限运动：如滑雪、滑板等,可能因为跌倒或不稳定的着陆而损伤半月板。

32 半月板破裂能自行修复吗？

半月板破裂是否能自行修复取决于破裂的程度和位置。

半月板的红区有较好的血液供应,如果半月板损伤发生在这一区域,由于血液供应较为充足,因而有一定的自我修复能力。如果损伤较小,可能不需要外科干预,通过适当的休息和物理治疗,损伤有可能自行愈合。

然而,半月板的内侧部分,即白区,血液供应较差,如果损伤发生在这一区域,自我修复的能力就非常有限。在这种情况下,半月板破裂通常不会自行愈合,可能需要医疗干预,如手术治疗。

33 富血小板血浆治疗半月板损伤有效果吗？

富血小板血浆治疗是一种再生医学治疗方法,它涉及将患者自身的血液成分(富含血小板的部分)提取出来,经过处理后再注射回患者体内的受损组织区域。血小板含有多种生长因子和蛋白质,这些成分被认为能够促进组织修复和愈合。

富血小板血浆治疗在一些情况下可能有助于半月板的愈合,尤其是在半月板损伤不严重或者与其他治疗方法(如物理治疗)结合使用时。然而,由于半月板的血液供应有限,特别是在半月板的内侧区域,自然愈合变得更加困难。因此,富血小板血浆治疗对于半月板损伤的疗效可能取决于损伤的类型、位置和严重程度。

在考虑富血小板血浆治疗时,患者应该与医疗专业人员讨论其潜在的益处和风险,并考虑到当前的科学证据。由于医学研究不断进步,对富血小板血浆治疗的理解可能会随着新的研究成果而更新。因此,建议患者咨询医生,获取最新的信息和个性化的医疗建议。

34 目前治疗半月板撕裂有哪些新技术?

截至目前,治疗半月板撕裂的方法不断发展,包括传统的手术方法和一些较新的技术。以下是一些可用的治疗选项:

(1)保守治疗

物理治疗:通过特定的运动和治疗程序来增强肌肉,改善关节的稳定性和功能。

药物治疗：使用非甾体抗炎药来缓解疼痛和减轻炎症。

（2）手术治疗

半月板修复术：如果撕裂位于半月板的有血液供应的外围区域，可以进行缝合修复。

半月板切除术：移除受损的半月板组织，尤其是当半月板无法修复时。

半月板移植：在半月板损伤严重且不可修复的情况下，可以考虑移植捐赠者的半月板。

（3）再生医学治疗

富血小板血浆治疗：虽然其效果尚有争议，但该治疗被认为可以促进半月板的自我修复。

干细胞治疗：使用患者自身或捐赠者的干细胞来促进受损半月板的修复和再生。

（4）新兴技术

生物工程半月板：研究人员正在探索使用生物兼容材料创建人工半月板，以此来模拟真实半月板的功能。

3D 打印半月板：利用 3D 打印技术，可以打印出与患者膝关节解剖结构相匹配的半月板，这些半月板可以是由生物可降解材料构成，以期能够在体内逐渐被自然半月板组织替代。

基因疗法：目前还处于研究阶段，基因疗法旨在通过转移特定的基因到受损半月板组织中来促进其修复和再生。

在考虑治疗方案时，医生会根据半月板损伤的类型、位置、严重程度以及患者的年龄、活动水平和整体健康状况等来决定最合适的治疗方法。值得注意的是，许多新兴技术仍然在临床试验阶段，尚未普遍应用于临床实践。因此，患者应与医疗专业人员密切合作，以了解最新的治疗选项和相应的研究证据。

35 半月板撕裂有哪些类型？

半月板撕裂是指膝关节中的半月板（一种类似于垫圈的软骨组织）发生的撕裂伤害，这种伤害可以通过多种方式发生。半月板撕裂的类型通常根据撕裂的形状和位置来分类。

（1）径向撕裂：这种撕裂从半月板的内侧向外侧发生，形状像放射线一样。

（2）纵向撕裂：这种撕裂沿着半月板的长度方向发生，有时也被称为"条状撕裂"。

（3）斜行撕裂：这是一种角度撕裂，也被称为抛物线撕裂。

（4）水平撕裂：这种撕裂沿着半月板的水平面发生，通常在半月板的中央部分。

（5）复合撕裂：这种撕裂是指半月板上同时存在两种或两种以上撕裂形式。

（6）桶柄状撕裂：这是一种大型纵向撕裂，撕裂的部分可能卡在关节中，导致关节锁定。

（7）瓣状撕裂：在这种情况下，半月板的一部分变成一个瓣膜，可能导致关节卡阻。

（8）根部撕裂：这种撕裂发生在半月板固定到胫骨的根部区域。

撕裂的确切类型对治疗方案的选择有重要影响。有些撕裂，特别是在血液供应良好的半月板外缘，可能适合进行修复。而其他一些，尤其是在血液供应不足的内部区域，可能需要部分切除或其他治疗方法。医生通常会根据 MRI 检查或膝关节镜手术中的发现来确定撕裂的类型。

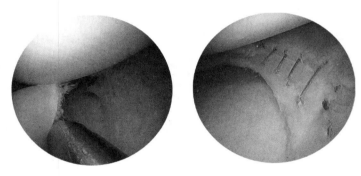

半月板桶柄状撕裂的镜下缝合

36 半月板手术怎么做？ 手术费用高吗？

半月板手术通常是通过关节镜手术来进行的，这是一种微创手术技术。手术的具体步骤可能会根据半月板损伤的类型和严重程度而有所不同，但一般步骤如下：

（1）麻醉：手术通常在全身或局部麻醉下进行。

（2）关节镜入路：医生会在膝关节周围做几个小切口，用来插入关节镜(带有摄像头的细长管子)和手术器械。

（3）检查：通过关节镜摄像头,医生会检查膝关节内部的情况,确定半月板损伤的确切位置和类型。

（4）治疗：

半月板修复：如果半月板撕裂位于血液供应良好的外缘区域,医生可能会选择缝合撕裂的半月板。

半月板切除：如果撕裂位于血液供应不足的内部区域,或者撕裂严重,无法修复,医生可能会选择切除受损的半月板组织。

（5）闭合：手术完成后,医生会关闭切口,通常使用缝线或皮肤胶。

（6）恢复：手术后,患者通常需要进行一段时间的物理治疗来帮助恢复膝关节的功能。

关于费用,半月板手术的费用根据多种因素会有较大差异,包括手术的类型(修复还是切除)、手术进行的地区、医院或手术中心的费用、医生的专业水平、患者的保险覆盖情况等。

为了解手术的具体费用,最好是直接咨询将要进行手术的医疗机构或通过医疗保险提供商获取估价。如果患者有医疗保险,保险可能会覆盖手术的大部分费用,但患者通常仍需要支付一定的自付额、共保或免赔额。如果没有保险,患者可能需要自行承担全部费用。

37 半月板手术后多久能恢复正常生活？

半月板手术后恢复到正常生活的时间因人而异，取决于多种因素，包括手术的类型（半月板修复还是切除）、患者的年龄、健康状况、手术后的康复情况，以及患者是否遵循医嘱进行恢复训练等。

（1）半月板切除术：如果患者接受的是半月板切除术，恢复时间通常较短。大多数患者在手术后的几天内就能开始行走，可能需要拐杖或其他辅助工具。通常，患者在手术后4～6周可以逐渐恢复日常活动，但参与高强度的体育活动可能需要更长时间。

（2）半月板修复术：如果患者接受的是半月板修复术，恢复时间会更长，因为需要给半月板足够的时间来愈合。在这种情况下，患者可能需要使用拐杖或膝部支具，并且可能会被限制负重几周。恢复到正常生活活动可能需要3个月或更长时间，而重返高强度运动可能需要6个月甚至更长时间。

在手术后，患者通常需要进行物理治疗，以帮助恢复膝关节的强度和灵活性。物理治疗师会根据患者的具体情况制定个性化的康复计划，并随着恢复进程调整计划。

重要的是，患者应该遵循医生和物理治疗师的指导，不要过早地参与可能导致膝关节受伤的活动。过早或过度使用受伤的膝关节可能会延长恢复时间或导致并发症。患者应与医疗团队密切合作,以确保顺利恢复。

38 如何进行半月板损伤的自我诊断?

半月板损伤通常发生在膝关节,可能由于剧烈扭转、重复弯曲、深蹲或直接冲击等原因引起。尽管自我诊断不能替代专业医疗建议,但以下是一些可能表明半月板损伤的迹象和症状:

(1)疼痛:膝关节内侧或外侧疼痛,特别是弯曲或旋转膝关节时。

(2)肿胀:受伤后不久,膝关节可能会出现肿胀。

(3)活动受限:膝关节活动范围可能受到限制,感觉像是被卡住,或无法完全弯曲或伸直。

(4)弹响声:在膝关节活动时可能会感觉到弹响或咔嗒声。

(5)不稳定感:行走时膝盖可能感到不稳定。

如果怀疑自己的膝关节可能有半月板损伤,应该尽快咨询医生。医生可能会建议进行身体检查和影像学检查(如 MRI)来确认诊断,并根据损伤的程度和性质推荐合适的治疗方案。

在确定诊断之前,避免进行可能加剧损伤的活动,并可以采取一些措施缓解症状,如使用冰敷减少肿胀、抬高受伤的腿以及可能需要使用止痛药等。注意,自我管理只是暂时的,不应该替代专业的医疗评估和治疗。

39 什么是半月板移植？ 什么情况需要做半月板移植？

半月板移植是一种相对少见的手术程序，它涉及将损坏的半月板组织移除，并用捐赠者的半月板组织替换。半月板移植旨在恢复膝关节的功能，减少疼痛，并预防或延缓关节退行性变的发展。

以下是一些可能需要进行半月板移植的情况：

（1）年轻、活跃的患者：通常建议年轻且活动量大的患者进行半月板移植，因为其恢复潜力较好，而且更有可能因为没有半月板而发展出早期关节炎。

（2）半月板损伤：如果半月板损伤严重，无法通过修复手术治疗，且患者经历持续性疼痛和功能障碍，可能需要考虑移植。

（3）半月板切除后的并发症：在进行了半月板切除手术之后，部分患者可能会出现膝关节疼痛或不稳定，这时可能会考虑半月板移植。

半月板移植手术是一种复杂的过程，需要匹配合适的捐赠者组织，并且手术后的康复过程也比较长。因此，此类手术通常是在详细评估患者的情况和讨论所有其他治疗选项之后才会考虑的。由于手术和康复过程的复杂性，患者需要遵循严格的康复计划，并与医疗团队保持密切沟通，以确保最佳的治疗结果。

半月板撕裂是否会复发?

一旦半月板发生撕裂,就不太可能自我修复,因为半月板的大部分区域血液供应不足,这限制了其自我愈合的能力。半月板撕裂的治疗可能包括保守治疗(如物理治疗和休息)或手术治疗(如修复半月板或切除部分半月板)。

至于半月板撕裂是否会复发,这取决于多种因素:

(1)撕裂的类型和位置:一些半月板撕裂发生在有良好血液供应的区域,这些撕裂(通常是边缘的)更有可能通过手术修复并愈合。而中心区域的撕裂,由于血液供应较差,愈合的可能性较小。

(2)治疗方法:如果进行了半月板修复手术,撕裂处可能会愈合,但如果愈合不完全或修复手术失败,撕裂可能会复发。如果进行了半月板切除,移除了撕裂的部分,那么原来的撕裂不会复发,但膝关节失去半月板的保护作用,可能会引发其他膝关节问题。

(3)活动水平:高强度活动,特别是那些涉及大量跳跃、扭转和快速方向变化的运动,可能会增加半月板撕裂的风险。

(4)年龄和整体健康:随着年龄的增长,半月板因退化而变得更加脆弱,这可能增加撕裂的风险。此外,肥胖或关节炎等其他健康问题也可能影响半月板的完整性。

(5)康复和预防:遵循适当的康复计划和采取预防措施,如加强周围肌肉群,可以帮助减少复发的风险。

如果已经有过半月板撕裂,最好与医疗专业人员合作,制定一个全面的计划来管理膝关节的健康,并尽可能减少未来损伤的风险。

41 半月板撕裂后应该吃什么?

半月板撕裂后,饮食应该旨在支持身体的自然愈合过程、减少炎症、提供足够的营养以及维持健康的体重。以下是一些饮食建议:

(1)富含 ω-3 脂肪酸的食物:这些食物有助于减少身体的炎症反应。富含 ω-3 脂肪酸的食物包括鱼类(如三文鱼、鲭鱼和沙丁鱼)、亚麻籽、奇亚籽和核桃。

(2)蛋白质:蛋白质对于修复受损的组织至关重要。确保摄入足够的优质蛋白质,如瘦肉、鱼类、鸡蛋、乳制品、豆类和豆制品。

(3)富含抗氧化剂的食物:这些食物有助于保护身体免受自由基的伤害,促进愈合。富含抗氧化剂的食物包括蓝莓、草莓、樱桃、橙子、西红柿、绿叶蔬菜、坚果和种子。

(4)维生素 C 和维生素 E:这些维生素对于维持健康的结缔组织至关重要。富含维生素 C 的食物包括柑橘类水果、草莓、猕猴桃、西红柿和绿叶蔬菜。维生素 E 在坚果、种子和绿叶蔬菜中含量较为丰富。

（5）钙和维生素 D：这些营养素对于维持骨骼健康至关重要。钙在乳制品、绿叶蔬菜和强化食品中含量较为丰富。维生素 D 的食物来源有限，主要包括强化食品和鱼类，但晒太阳是获取维生素 D 的最好方式。

（6）水分：适量饮水对于维持关节润滑和促进身体的整体健康至关重要。

（7）膳食纤维：高纤维食物有助于维持健康的消化系统，减少体内炎症。膳食纤维丰富的食物包括全谷物、豆类、蔬菜和水果。

避免或减少以下食物的摄入：

（1）加工食品和糖：这些食物可能增加身体的炎症反应。

（2）反式脂肪酸：通常存在于部分氢化油脂中，如某些油炸食品和烘焙食品。

（3）过多的饱和脂肪：高饱和脂肪食物，如红肉和全脂乳制品，可能增加炎症。

（4）酒精：酒精可以干扰愈合过程和身体的免疫反应。

注意，这些饮食建议应该作为整体康复计划的一部分，并且在做出任何重大饮食改变之前，最好咨询医生或营养师的意见。

 半月板撕裂后是否需要进行手术？

半月板撕裂是膝关节常见的损伤之一，可能由于运动中的扭伤或长期的磨损而发生。是否需要进行半月板手术通常取决于以下几个因素：

（1）撕裂的类型和严重程度：某些类型的撕裂，如稳定的纵向撕裂或小的半月板撕裂，可能不需要手术，可以通过物理治疗和活动调整来管理。

（2）症状：如果撕裂导致的症状（如疼痛、肿胀、关节锁定或活动受限）无法通过非手术治疗（如药物治疗、冰敷等物理治疗）得到缓解，手术可能是必要的。

（3）撕裂部位的血液供应：半月板的外侧边缘有较好的血液供应，这意味着这里的撕裂更有可能通过手术修复并自我愈合。而中心区域的血液供应较差，手术修复的成功率较低。

（4）患者的年龄和活动水平：年轻、活动量大的患者可能更需要手术来修复撕裂，以恢复到高水平的运动能力。而对于年纪较大或活动量较小的患者，可能更倾向于非手术治疗。

（5）患者的整体健康状况：如果患者有其他健康问题，可能会增加手术的风险，并影响其恢复过程。

（6）患者的个人选择：患者的职业需求、生活方式和对手术的个人偏好也会影响是否选择进行手术。

当考虑是否进行手术时，应与骨科医生进行详细的讨论，包括手术的潜在好处、风险以及非手术治疗的可能性。如果非手术治疗未能改善症状，或者半月板损伤导致膝关节功能显著受限，就可能需要进行手术。常见的半月板手术包括关节镜下半月板修复或切除（部分或全部）。修复手术尝试保留尽可能多的半月板组织,而切除手术则移除受损的组织以缓解症状。

 43 半月板撕裂后可以跑步吗?

半月板撕裂后是否可以跑步,取决于撕裂的严重程度、症状及医生的建议。在某些情况下,轻微的半月板损伤可能允许进行一定程度的跑步,但这通常需要在医生的指导下进行,并且可能需要配合适当的康复练习。

然而,在许多情况下,医生会建议避免跑步和其他高冲击活动,因为这些活动可能会加剧损伤,增加疼痛和肿胀,甚至可能导致进一步的损伤。特别是在撕裂导致显著症状(如关节疼痛、肿胀、不稳定或锁定)时,医生可能不会推荐跑步。

在半月板损伤的初期,医生通常会建议进行低冲击活动,如骑自行车或游泳,这些活动可以帮助保持关节活动性和肌肉力量,同时减少对膝关节的压力。

如果医生允许跑步,患者可能需要遵循如下建议:

(1)逐步增加活动强度,遵循逐步恢复的计划。

(2)穿着适当的跑鞋,以提供足够的支撑和缓冲。

(3)跑步时选择柔软表面,如跑道或草地,以减少对膝关节的冲击。

(4)跟进物理治疗,进行专门的练习来增强膝关节周围的肌肉。

（5）在进行任何运动之前，请务必咨询医生或物理治疗师，他们可以根据患者的具体情况提供个性化的建议。不遵循专业建议可能会导致半月板损伤恶化或延长恢复时间。

 半月板撕裂后补钙、吃氨糖有用吗?

半月板撕裂是指膝关节内的半月板（一种纤维软骨结构）发生的损伤。半月板的主要功能是减少膝关节中骨与骨之间的摩擦，分散关节压力，提供稳定性，并帮助润滑关节。补钙和摄入氨糖（全称为氨基葡萄糖）通常与骨骼和关节健康相关，但它们对于半月板撕裂的治疗效果是有限的。下面分别解释这两种补充剂的作用：

（1）补钙：钙是维持骨骼健康的重要矿物质，对于防止骨质疏松症和维持正常的骨骼密度至关重要。然而，半月板是由纤维软骨组成的，不含钙质，因此补钙对于直接治疗半月板撕裂没有直接效果。

（2）氨糖：氨糖通常被认为是一种有益于关节健康的营养补充剂，它是构成软骨的基本成分之一。一些研究表明，氨糖可能有助于减轻骨关节炎的症状，比如关节疼痛和僵硬，因为它可能有助于保持软骨的健康和修复。然而，关于氨糖对半月板撕裂恢复的直接影响，科学证据是有限的，它可能对于软骨的整体健康有一定的积极作用，但不太可能修复已经撕裂的半月板。

第三篇
软骨损伤及治疗

45 什么是膝关节软骨？

膝关节软骨是指位于膝关节内的几种软骨组织，主要包括：

（1）关节软骨（透明软骨）：这是一种光滑的软骨，覆盖在股骨、胫骨和髌骨的关节表面上。它的主要作用是减少骨与骨之间的摩擦，帮助关节顺畅地活动，并吸收冲击。

（2）半月板：这是两片C形的纤维软骨，位于胫骨平台上。它们的作用是提供额外的稳定性，分散股骨对胫骨的压力，并充当缓冲器，减少冲击和压力。

膝关节软骨是非常重要的结构，因为其允许膝关节在承受体重时平滑地运动。然而，由于年龄增长、过度使用、受伤或疾病（如骨关节炎）等原因，膝关节软骨可能会磨损或受损，导致疼痛、肿胀、僵硬和活动受限。因为软骨不像其他组织那样拥有良好的血液供应，一旦受损，软骨的自我修复能力有限。因此，保护和维护膝关节软骨的健康是非常重要的。

46 什么是髌骨软化症？

髌骨软化症是一种常见的膝关节疼痛症状，尤其在年轻的运动员中。这种症状的特点是髌骨（膝盖骨）后面的软骨退化或软化，这会导致膝关节前部疼痛，尤其是在进行跑步、下蹲、爬楼梯或长时间坐着后站起时。

髌骨软化症的确切原因可能很复杂，通常涉及多种因素，包括：

（1）髌骨追踪异常：髌骨在股骨上的运动轨迹异常，可能是因为肌肉不平衡、髌骨定位不当或者韧带松弛。

（2）肌肉不平衡：大腿前部的股四头肌中某个部分比其他部分强或者紧张，这可能导致髌骨向一侧拉扯，从而增加软骨磨损。

（3）过度使用：频繁进行高冲击或重复性运动（如跑步、跳跃）可能导致髌骨后面的软骨磨损。

（4）骨架结构问题：个人的解剖结构，如扁平足、膝关节过度内翻或外翻，都可能影响髌骨的追踪。

（5）软组织紧张性：膝关节周围的肌肉和韧带如果过于紧张，也可能导致髌骨追踪异常。

治疗髌骨软化症通常包括减少疼痛和炎症的措施，比如冰敷和药物治疗，以及增强和平衡大腿肌肉的物理治疗。有时，可能还需要使用膝关节支具或者矫正鞋垫来改善膝关节的对准。在某些情况下，如果非手术治疗无效，可能需要进行手术治疗。

47 髌骨软化症怎么治疗?

髌骨软化症的治疗通常侧重于非手术方法,旨在减轻疼痛、改善功能和防止症状复发。以下是一些常用的治疗方法:

(1)休息和活动调整:减少或避免导致疼痛的活动,如跑步、跳跃或长时间蹲坐。

(2)冰敷:在膝关节疼痛区域使用冰敷可以帮助减轻炎症和疼痛。

(3)药物治疗:非甾体抗炎药如布洛芬或萘普生可以帮助减轻疼痛和炎症。

(4)肌肉力量练习:专业的物理治疗师可以指导进行针对性的肌肉强化和柔韧性训练,特别是针对股四头肌、臀肌和腿部其他肌肉的练习。拉伸大腿前部、后部和侧面的肌肉,以减少髌骨上的压力。

(5)膝关节支具或护膝:在活动中使用膝关节支具或护膝可以帮助稳定髌骨。

(6)鞋垫或矫形器:如果病因与足部或步态有关,使用矫形鞋垫或矫形器可能有助于改善髌骨追踪。

(7)手术治疗:如果非手术治疗无法缓解症状,某些情况下可能需要手术来改善髌骨的定位或修复软骨损伤。

48 膝关节软骨可以再生吗？

膝关节软骨是一种光滑的组织，它覆盖在膝关节表面上，使得骨头之间的运动更加顺畅，减少摩擦。关节软骨的自我修复能力有限，因为它不像其他类型的组织那样拥有血管、神经和淋巴系统。因此，一旦关节软骨受损，它的再生能力是非常有限的。

然而，随着医学的进步，有几种治疗方法可以帮助修复受损的关节软骨或改善膝关节功能：

（1）微骨折术：这是一种常用的方法，通过在软骨损伤区域钻一些小孔，以刺激骨髓中的干细胞和血液流入受损区域，形成一种新的修复组织（纤维软骨），这种组织可以覆盖缺损，但它的耐久性与原始关节软骨相比较差。

（2）自体软骨细胞移植：这种技术涉及从患者身体的非负重部位取一些健康的软骨细胞，在实验室中培养增殖后，再将其植入到损伤区域。

（3）软骨移植：从健康的关节区域或者捐赠者那里取软骨组织，植入到损伤区域。

（4）干细胞治疗：使用干细胞，特别是间充质干细胞，以促进软骨的修复和再生。

（5）软骨再生技术：这是正在研究的一种新技术，如使用生物材料和生长因子来促进软骨再生。

尽管这些治疗方法提供了一些希望，但它们通常适用于局部软骨损伤,而不是普遍的关节退行性病变(如骨性关节炎)。此外,这些治疗方法的有效性、耐久性和长期结果仍然是研究和讨论的主题。因此,如果有关节软骨损伤的问题,应该咨询专业医疗人员以了解最适合患者自身情况的治疗选项。

49 吃什么东西可以补软骨?

虽然没有直接的食物可以帮助已经损伤的关节软骨完全恢复或重新生长,但有一些营养素被认为对维持关节健康和可能帮助缓解软骨退化的过程有益。以下是一些对关节和软骨健康有益的营养素及其食物来源:

(1)胶原蛋白:胶原蛋白是构成软骨的主要蛋白质。骨汤、富含胶原蛋白的补充品或含有胶原蛋白的食物(如猪蹄、鸡皮等)可能对软骨健康有利。

(2)ω-3脂肪酸:这些健康的脂肪酸具有抗炎作用,可以帮助减轻关节炎症。含ω-3脂肪酸丰富的食物包括鱼类(如三文鱼、鲭鱼和沙丁鱼)、亚麻籽和核桃。

(3)维生素D和钙:这两种营养素对骨骼健康至关重要,而骨骼健康也是维持关节健康的基础。富含维生素D的食物包括鱼类、牛奶等;钙质丰富的食物包括乳制品、绿叶蔬菜和豆类。

(4)维生素C:维生素C对于胶原蛋白的合成至关重要。丰富的维生素C来源包括水果(如橙子、草莓和猕猴桃)和蔬菜(如红椒、西兰花和花椰菜）。

（5）硫酸软骨素和氨糖：这些是软骨的天然成分，通常作为补充剂来使用，以支持关节健康。虽然它们不是直接来自食物，但是在一些人群中被认为可以帮助缓解关节疼痛和改善功能。

（6）锰、硫和硒：这些矿物质对于健康的软骨和关节结构很重要。它们在坚果、种子、全谷物和绿叶蔬菜中含量丰富。

（7）抗炎食物：姜、姜黄和绿茶等含有抗炎化合物的食物也有助于减少关节炎症。

总之，均衡饮食对整体健康至关重要，没有单一的食物或营养素可以治愈软骨损伤。要改善关节健康，应该考虑整体的饮食模式和生活方式的改变，并咨询医疗专业人员或营养师以获得个性化建议。

50 膝关节软骨磨损的症状是什么？

膝关节软骨磨损是一种由于软骨退化导致的关节疾病。膝关节软骨磨损的症状可能包括：

（1）疼痛：活动后或重力负荷后，膝关节可能会感到疼痛，特别是长时间行走、爬楼梯或从椅子上站起时。

（2）僵硬：特别是在早上起床或长时间坐着后，膝关节可能感觉僵硬。通常活动一段时间后，僵硬感会减轻。

（3）活动受限：随着状况的恶化，膝关节的活动范围可能会减少,导致行动不便。

(4)肿胀:由于炎症或关节液体积聚,膝关节可能会肿胀。

(5)关节炎症:有时关节可能会发红、发热,这是炎症的表现。

(6)摩擦感或嘎吱声:行动时膝关节可能会有摩擦感或听到嘎吱声,这是由于软骨表面不再光滑造成的。

(7)变形:在一些严重的情况下,膝关节的形状可能会发生改变,如膝关节内翻或外翻。

(8)夜间疼痛:即使在休息时,也可能会感到膝关节疼痛,有时甚至会影响睡眠。

(9)天气变化时疼痛加剧:有些患者称,天气变冷或潮湿时,膝关节疼痛会加剧。

如果怀疑自己有膝关节软骨磨损或其他关节问题,请咨询医生以获得准确的诊断和治疗建议。医生可能会建议进行 X 线检查、MRI 检查或其他检查来评估膝关节的状况。治疗可能包括物理治疗、药物治疗、使用辅助装置或在某些情况下进行手术。

51 什么是膝关节骨性关节炎?

膝关节骨性关节炎,也称为膝骨关节炎,是一种常见的关节疾病,其中膝关节的软骨逐渐磨损和退化。软骨是一种光滑的组织,它覆盖在关节的末端,使得关节能够平滑地运动。当软骨退化时,骨头之间的缓冲作用减少,导致疼痛、肿胀、僵硬和活动范围减小。

膝骨关节炎的症状包括：

（1）疼痛：患者通常会感到膝关节疼痛，尤其是在活动后或长时间站立后。

（2）肿胀：关节炎症可能导致关节液体积聚，引起肿胀。

（3）僵硬：尤其在早晨或长时间不活动后，膝关节可能会变得僵硬。

（4）活动范围减小：由于疼痛和僵硬，膝关节的活动范围可能会减小。

（5）关节变形：随着病情的进展，膝关节的形状可能会发生变化，如变得弯曲或畸形。

（6）骨刺：骨头边缘可能会生长额外的骨头，称为骨刺，这些骨刺可能在 X 线片上可见。

膝骨关节炎的原因可能包括遗传倾向、过度使用关节、肥胖、受伤（如韧带损伤或骨折）、年龄增长以及其他疾病，如风湿性关节炎。

治疗膝骨关节炎的目的是减轻症状、改善关节功能和生活质量。治疗方法可能包括体重管理和饮食调整；物理治疗和适当的运动；非甾体抗炎药或其他药物；关节注射（如透明质酸或皮质类固醇）；辅助装置，如拐杖或膝关节支具。在严重的情况下，可能需要外科手术，如关节镜手术、骨关节矫形术或关节置换术。

重要的是，患者需要及时与医疗专业人员沟通，有助于医生制定个性化的治疗计划，以管理症状并维持活动能力。

52 膝关节软骨损伤如何分级?

膝关节软骨损伤分级通常是根据损伤的严重程度来划分的,最常用的分级体系是由 Outerbridge 在 1961 年提出的,是根据关节镜下观察到的软骨损伤情况来定义的。以下是 Outerbridge 分级系统:

0 级:正常软骨。

Ⅰ级:软骨表面有轻微的软化和肿胀。

Ⅱ级:软骨表面有局部损坏,出现裂纹,损伤深度小于 1.5 厘米。

Ⅲ级:软骨裂纹加深,形成高低不平的表面,损伤深度大于 1.5 厘米,但没有到达骨骼。

Ⅳ级:软骨完全磨损,暴露下面的骨骼,形成骨关节炎。

另外,还有一种被广泛使用的分级系统是国际软骨修复学会(ICRS)提出的,它稍微详细一些,也是基于关节镜下的观察。以下是 ICRS 分级系统:

0 级:正常软骨。

Ⅰ级:软骨表面有轻微的软化。

Ⅱ级:软骨表面有中度的损伤,如裂纹和裂隙,但损伤深度小于 50% 的软骨厚度。

Ⅲ级:软骨损伤深度大于 50% 但小于 100%,可能包括软骨下骨的暴露。

Ⅳ级：软骨损伤完全穿透软骨层，暴露下面的骨骼。

这些分级系统有助于医生评估软骨损伤的严重程度，从而制定合适的治疗方案。治疗方法可能包括保守治疗，如物理治疗、药物管理和生活方式调整，以及侵入性治疗，如关节镜手术、软骨修复或关节置换。

53 如何诊断膝关节软骨损伤？

膝关节软骨损伤的诊断通常涉及几个步骤，包括病史评估、体格检查和影像学检查等。以下是医生通常采用的一些诊断方法：

（1）病史评估：医生会询问患者的症状、疼痛的性质和持续时间、既往受伤史，以及症状如何影响日常活动。

（2）体格检查：医生会检查膝关节的肿胀、疼痛、僵硬、活动范围、稳定性以及行走时的姿势。

（3）影像学检查

X线检查：X线检查可以显示关节空间的变化，如关节间隙的缩小，这可能表明软骨的丢失。此外，X线检查还可以显示骨刺和关节的对称性。

MRI检查：MRI检查能够提供关节软骨、韧带和半月板的详细图像，是检测软骨损伤和其他软组织损伤的敏感方法。

超声检查：超声检查可以评估软组织结构，但对于软骨损伤的检测不如MRI检查敏感。

（4）关节镜检查：在某些情况下，医生可能会建议进行关节镜手术来直接观察关节内部的情况。关节镜手术是一种微创手术，医生通过一个小切口插入一根带有摄像头的细长管子，以检查关节内部的软骨和其他结构。

（5）实验室检查：虽然实验室检查不能直接诊断软骨损伤，但可以帮助排除其他可能导致类似症状的疾病，如风湿性关节炎。

在进行这些检查后，医生通常能够诊断出膝关节软骨的损伤程度，并根据损伤的严重性和患者的具体情况制定治疗计划。

54 膝关节软骨损伤通过 MRI 检查能明确诊断吗？

MRI 是一种非常有用的工具，可以用来诊断膝关节软骨损伤。MRI 利用强磁场和无线电波来产生详细的身体内部结构图像，尤其是软组织结构，如肌肉、韧带、半月板和软骨。

与其他影像学检查（如 X 线）相比，MRI 检查对软骨和其他软组织的损伤更为敏感和具体。它可以帮助医生检测出多种膝关节软骨损伤，包括软骨磨损或退化（如骨性关节炎）、软骨撕裂、软骨下骨髓水肿或病变以及软骨表面的裂纹或凹陷。

医生可以通过 MRI 图像评估软骨的厚度、完整性以及是否有任何损伤。这些信息对于确定损伤的严重程度及制定适当的治疗计划至关重要。

然而，需要注意的是，不是所有的软骨损伤都能通过 MRI 完全检测到，特别是在损伤初期或损伤较小的情况下。此外，MRI 检查结果的解读需要有经验的放射科医生或骨科医生来进行，因为一些正常的解剖变异或者非临床显著的变化可能被误解为病理性损伤。因此，MRI 检查的结果通常需要结合患者的症状和体格检查结果来综合评估。

55 膝关节软骨损伤的影像学诊断标准是什么？

膝关节软骨损伤的影像学诊断主要依赖于 MRI，因为它能提供关节软骨及其周围结构的高分辨率图像。虽然没有统一的全球标准，但常用的一些评估标准和分级系统包括前述 Outerbridge 分级系统、ICRS 分级系统，以及 MOCART 分级系统。前两个分级系统通常用于关节镜下评估，但也可用于 MRI 评估，MOCART 评分系统用于评估软骨修复术后的软骨状况，包括软骨填充的完整性、表面和边缘的整合情况、信号强度等。

在评估软骨损伤时，放射科医生会注意以下几个方面：软骨的厚度和完整性；软骨表面是否平滑；是否有裂纹、凹陷或软骨分离；是否存在骨髓水肿；骨下囊肿的形成；以及关节间隙的宽度。

影像学诊断结果需要与患者的临床症状和体格检查结果相结合，以便医生制定适合患者的治疗方案。

56 膝关节软骨损伤的治疗方法有哪些?

膝关节软骨损伤的治疗方法取决于损伤的严重程度、患者的年龄、活动水平以及是否伴随其他膝关节问题等。以下是一些常见的治疗方法:

(1) 保守治疗

物理治疗:通过特定的运动和治疗程序来加强周围肌肉,减少关节负担。

药物治疗:非甾体抗炎药可以帮助减轻疼痛和炎症。

关节注射:透明质酸注射或皮质类固醇注射可以提供短期疼痛缓解。

辅助装置:使用拐杖或膝关节支具来减轻膝部的压力。

体重管理:减轻体重可以减少膝关节的负担。

(2) 外科治疗

关节镜手术:通过小切口进行,可以用来清理关节内的碎片,修整不规则的软骨边缘。

微骨折术:在软骨损伤区域钻一些小孔,以促进新血管的形成和新软骨的生长。

软骨移植:将健康的软骨组织从损伤较少的区域移植到受损区域。

自体软骨细胞培养植入:从患者自身取软骨细胞,实验室培养后再植入受损部位。

骨软骨移植：将含有完整骨软骨的小块组织从损伤较小的区域移植到受损区域。

全膝或半膝关节置换术：在严重的骨关节炎或软骨损伤情况下，可能需要进行膝关节置换手术。

（3）生物治疗和再生医学

干细胞治疗：使用干细胞来促进受损软骨的修复和再生。

生长因子注射：使用富血小板血浆等生长因子来促进软骨修复。

选择最佳治疗方案之前，医生会考虑患者的个人情况和偏好。在某些情况下，可能需要结合多种治疗方法来达到最佳效果。对于所有的治疗方法，与医生密切沟通并遵循其建议是非常重要的。

57 膝关节软骨损伤的保守治疗方法有哪些选择？

膝关节软骨损伤的保守治疗方法主要包括以下几种：

（1）药物治疗：可以使用非甾体抗炎药来减轻疼痛和炎症。对于某些患者，可能会推荐使用口服补充剂，如氨糖和软骨素，这些补充剂被认为有助于软骨修复和缓解关节疼痛。

（2）物理治疗：物理治疗师可以设计一套个性化的锻炼计划，帮助增强周围肌肉，改善关节稳定性和功能。这些锻炼可能包括力量训练、有氧运动和柔韧性训练。

（3）减重：如果患者超重或肥胖，减轻体重可以减少膝关节的负担，缓解疼痛，并可能延缓关节退变的进程。

（4）辅助器具：使用拐杖、步行器、膝关节支具或鞋垫等辅助器具可以帮助分散关节负担，减少疼痛。

（5）关节注射：在某些情况下，医生可能会推荐关节腔内注射，如透明质酸钠（一种润滑剂）或皮质类固醇类药物（一类强效抗炎药）来减轻疼痛和改善关节功能。

（6）改变活动模式：避免高冲击活动，如长跑或跳跃，转而进行低冲击活动，如游泳或骑自行车，可以减少对膝关节的压力。

（7）热敷或冷敷：热敷可以帮助放松肌肉，减少关节僵硬；冷敷可以减轻炎症和疼痛。

保守治疗的效果因人而异，取决于软骨损伤的程度和患者的具体情况。如果保守治疗不能有效缓解症状，或者软骨损伤严重，可能需要考虑手术治疗。在进行任何治疗前，患者应咨询医生或专业医疗人员以获取个性化的治疗建议。

58 膝关节软骨损伤的手术治疗方式有哪些选择？

（1）微骨折术：通过在软骨缺损区域制造小孔来刺激骨髓内的干细胞，促进新软骨的形成。

（2）软骨移植：将患者自身或者供者的健康软骨组织移植到

损伤区域。

（3）自体软骨细胞培养植入：从患者自身取材，培养软骨细胞后再植入损伤区域。

（4）骨软骨移植：将含有软骨的骨块从无负重区域移植到损伤区域。

（5）关节镜清理术：去除关节内的自由体、修整不规则的软骨边缘等。

选择哪种手术方式取决于多种因素，包括损伤的具体情况、患者的年龄、活动水平和医生的经验。因此，在决定是否进行手术及选择哪种手术方法时，应与专业的骨科医生充分沟通，以确保选择最适合个人情况的治疗方案。

59 什么是微骨折术？

微骨折术又称微创骨折技术，是用于治疗膝关节软骨损伤的一种手术方法。它通过在膝关节内制造微小的骨折，刺激软骨细胞再生，从而修复受损的软骨。

微骨折术通常适用于那些膝关节软骨损伤较小、面积较小的患者。手术过程通常需要在关节镜下进行，医生会在膝关节内制造多个微小的骨折，并将骨髓液或自体骨粉注入受损的软骨区域。骨髓液或自体骨粉中含有大量的细胞因子和生长因子，可以刺激软骨细胞再生。

微骨折术是一种微创手术,通常可以在门诊进行。手术后,患者需要佩戴支具或拐杖,并限制活动量。大多数患者在术后几个月内可以恢复正常活动。

微骨折术的效果因人而异,但大多数患者的疼痛症状和关节功能在术后能够明显改善。然而,该手术也有一定的风险,包括感染、出血、关节积液和术后疼痛等。

微骨折术是一种有效的治疗膝关节软骨损伤的方法,但它并非适合所有患者。如果有膝关节软骨损伤,患者可咨询医生,了解微骨折术是否适合自己。

60 什么是马赛克技术?

软骨修复的马赛克技术,也称为马赛克成形术,是一种用于治疗关节软骨缺损的外科手术技术。这种方法主要用于膝关节,但也可以用于其他关节,如踝关节和肘关节。

马赛克成形术的基本步骤如下:

(1)评估损伤:医生首先评估软骨缺损的大小和深度。

(2)采集软骨:然后从患者自身的关节中(通常是膝关节的非负重区域)取出一个或多个圆柱形的健康软骨和下面的骨头(称为软骨-骨自体移植块)。

(3)移植:医生在受损软骨区域钻出与自体移植块相匹配的小孔,然后将自体移植块插入这些孔中。自体移植块紧密排列,像马赛克瓷砖一样拼接在一起,从而填补缺损区域。

(4)恢复:自体移植块与周围的软骨融合,形成一个较为平滑的表面,以恢复关节的功能。

马赛克成形术的优点是使用患者自身的组织,因此排异反应的风险较低。此外,这种方法可以有效地修复较小的软骨缺损,恢复关节表面的完整性,并减少关节疼痛。

然而,这种技术也有其局限性,包括可供采集的健康软骨-骨块数量有限,且适用于较小的损伤区域。对于大面积的软骨损伤,可能需要考虑其他类型的修复技术,如自体软骨细胞培养植入或异体软骨移植。

61 什么是 MACI 技术?

MACI(基质诱导自体软骨细胞移植)技术是一种用于治疗关节软骨缺损的先进手术方法。该技术是自体软骨细胞移植的一种改进形式,用于修复因运动损伤、关节炎或其他原因造成的关节软骨缺损。

MACI 技术的基本步骤如下:

(1)软骨细胞的采集:从患者的健康软骨区域取出一小块软骨组织。

(2)细胞培养:在实验室中,从这块软骨组织中提取出软骨细胞,并在体外进行培养和扩增,使得细胞数量增加。

（3）细胞植入：将扩增后的自体软骨细胞种植到一个特殊的生物相容性基质上，这个基质通常是由胶原蛋白等材料制成的，可以支持细胞的附着和生长。

（4）手术植入：通过手术将含有软骨细胞的基质植入到患者膝关节的软骨缺损区域。这个基质有助于细胞在缺损处定位并促进新软骨的形成。

（5）康复过程：患者在手术后需要遵循特定的康复计划，以确保新生软骨的成熟和功能恢复。

MACI技术的优势在于它能够使用患者自己的细胞，减少免疫排斥反应的风险，并且通过使用支撑基质，提供一个更加稳定的环境，使得软骨细胞能够更好地在缺损区域生长和整合。

然而，MACI技术也有其局限性，比如手术成本较高、技术要求复杂，以及康复时间较长。此外，并非所有的软骨损伤患者都适合进行MACI手术，医生会根据患者的具体情况来评估是否适用这种治疗方法。

62 膝关节软骨损伤后吃氨糖有帮助吗？

氨糖是一种常见的营养补充剂，它是人体软骨中天然存在的一种物质，对于膝关节软骨的健康至关重要。氨糖可以帮助维持关节液的黏稠度和弹性，从而润滑关节、减少摩擦。此外，它还参与软骨的修复和再生过程。

有些研究显示,氨糖对于缓解轻度至中度骨性关节炎症状,如疼痛和功能障碍,可能有一定的益处。然而,氨糖对于软骨损伤的恢复效果仍存在争议,且研究结果并不一致。一些研究表明氨糖可能有助于减轻关节疼痛和改善关节功能,但其他研究则没有发现显著效果。

在考虑使用氨糖之前,最好咨询医生或专业的健康顾问,因为它可能与其他药物相互作用,或者在某些特定的健康状况下不建议使用。此外,氨糖的效果可能因个体差异而异,有些人可能会感到改善,而有些人则可能没有明显效果。

如果考虑使用氨糖作为辅助治疗,应该与医生讨论具体情况,包括膝关节软骨损伤的程度、其他正在使用的治疗方法以及任何潜在的健康问题。同时,保持适当的体重、进行适度的运动和物理治疗也是改善关节健康的重要方面。

63 怎样保护膝关节软骨?

保护膝关节软骨涉及生活方式的改变、适当的锻炼以及注意日常活动中的关节保护。以下是一些有助于保护膝关节软骨的建议:

(1)保持健康体重:过重会增加膝关节的负担,加速软骨磨损。通过健康饮食和适量运动维持理想体重。

（2）均衡饮食：确保摄入足够的维生素和矿物质，特别是对关节健康有益的营养素，如维生素 C、维生素 D、钙和 ω－3 脂肪酸。

（3）适度锻炼：进行低冲击的运动，如游泳、骑自行车或步行，以增强膝关节周围的肌肉，提高关节稳定性，减少对软骨的压力。

（4）避免高冲击活动：减少跑步、跳跃或其他可能对膝关节造成过度压力的活动。

（5）正确的锻炼技巧：在进行任何运动时，确保采用正确的姿势和技巧，以避免不必要的膝关节压力。

（6）伸展和加强肌肉：定期进行拉伸和肌肉加强练习，以保持关节的灵活性和肌肉的力量。

（7）使用辅助器具：在需要时使用膝关节护具、鞋垫或其他辅助器具，以减少关节的压力。

（8）避免长时间保持同一姿势：长时间站立或坐着会增加膝关节的负担，应定期变换姿势。

（9）掌握正确的举重技巧：在搬重物时，确保使用腿部而非背部的力量，避免膝关节扭伤。

（10）避免不良习惯：比如下蹲时膝关节过度内翻，或者经常穿高跟鞋，这些都可能对膝关节造成额外的压力。

（11）治疗关节炎症：如果有关节炎症，应及时治疗，以减少对软骨的损伤。

（12）定期检查：如果有关节疼痛或其他不适，应及时就医，以便早期发现和治疗可能的问题。

　　保护膝关节软骨需要长期的关注和努力。如果对自己的膝关节健康有疑问，或者需要更专业的建议，建议咨询医生或物理治疗师。

第四篇
韧带、肌腱损伤及治疗

64 什么是髂胫束综合征？

髂胫束综合征是一种常见的运动损伤，尤其是在跑步者、自行车运动员和长距离徒步者中常见。髂胫束是一种结实的纤维带，起始于髋部，沿着大腿外侧延伸，最终附着在膝关节外侧的胫骨上。

髂胫束综合征通常是由于髂胫束过度摩擦或压迫在膝关节外侧的股骨外髁上导致的炎症和疼痛。这种过度摩擦通常是由于髂胫束过度紧张或者髋部、膝部和脚部的肌肉平衡不良所致。

以下是髂胫束综合征的一些常见原因和风险因素：

（1）过度使用：长时间或高强度的跑步、骑行等活动可能导致髂胫束疲劳和过度摩擦。

（2）肌肉不平衡：髋部和大腿肌肉的薄弱点或紧张可能导致髂胫束受到不正常的拉力。

（3）不恰当的训练习惯：如在坡道上跑步或突然增加训练强度。

（4）生物力学问题：脚部的异常，如过度内翻或扁平足，以及膝关节的不正常对齐，都可能增加髂胫束的压力。

（5）不合适的运动鞋：穿着不合适的或磨损的运动鞋可能导致膝部和髋部的负担增加。

（6）硬地面训练：在硬地面上长时间训练可能增加髂胫束的压力。

髂胫束综合征的症状通常包括膝外侧的疼痛和压痛，尤其是在跑步或其他重复性活动后。疼痛可能会在活动时加剧，在休息时减轻。治疗通常包括休息、冰敷、抗炎药物、物理治疗和逐渐恢复运动。预防措施包括适当的热身和拉伸，避免过度使用，改善训练习惯，以及穿着合适的运动鞋。如果症状持续存在，建议咨询医生或物理治疗师。

65 什么是髌腱炎？

髌腱炎是一种常见的运动相关损伤，涉及膝关节的髌腱。这条腱连接着髌骨（膝盖骨）和胫骨，是腿部伸展，特别是跳跃和跑步时的关键结构。髌腱炎又称为跳跃者膝。

髌腱炎主要是由于过度使用引起的，尤其是在涉及频繁跳跃和冲刺的运动中，如篮球、排球、足球和田径运动。这种过度使用导致髌腱发生微小撕裂，如果没有足够的恢复时间，这些撕裂可能会导致炎症、疼痛和功能障碍。

髌腱炎的症状通常包括：

（1）膝关节下方髌腱区域的疼痛，尤其是进行跳跃、奔跑或快速方向变换时。

（2）膝关节活动时的僵硬感或疼痛。

（3）髌腱区域的触摸敏感或肿胀。

（4）力量下降，特别是在尝试跳跃或冲刺时。

66 髌腱炎为什么被称为跳跃者膝？

跳跃者膝是髌腱炎的俗称，它是一种常见的过度使用导致的损伤，影响到连接髌骨（膝盖骨）和胫骨的髌腱。这种状况在参与高强度跳跃运动的运动员中较为常见，因此得名"跳跃者膝"。

跳跃者膝的主要特征是髌腱的疼痛和功能障碍，尤其是在进行跳跃、奔跑或迅速改变方向的动作时。疼痛通常位于膝关节下方的髌腱附着点处，但也可能沿着腱的长度方向分布。该状况的发展可能是由于反复的跳跃和着陆动作导致髌腱发生微小撕裂，这些撕裂如果没有得到适当的休息和恢复，会逐渐累积，导致炎症和疼痛。跳跃者膝如果未经妥善治疗，可能会进展成慢性问题，影响运动表现和日常活动。

67 什么是跑步者膝？

跑步者膝在医学上称为髌股疼痛综合征，是一种常见的膝关

韧带、肌腱损伤及治疗

57

节疼痛情况,尤其在跑步者和其他参与高冲击运动的人群中。髌骨疼痛综合征的特点是髌骨(膝盖骨)和股骨之间的疼痛,这种疼痛通常在膝关节前方或周围出现,尤其是在跑步、下楼梯、下蹲或长时间坐着时。

髌骨疼痛综合征的原因可能包括多种因素,如髌骨定位不当、肌肉不平衡(大腿前部的肌肉相对于后部的肌肉过于紧张或强壮)、过度使用、不适当的跑步鞋、不平整的跑道或先天性的膝关节结构问题。

68 前交叉韧带是什么?

前交叉韧带是位于膝关节内部的一个关键韧带,它连接着大腿骨(股骨)和一条小腿骨(胫骨)。前交叉韧带的主要功能是提供膝关节的稳定性,特别是在进行前后移动和旋转运动时。它有助于防止胫骨向前滑动并超出其正常运动范围,同时也保护膝关节不受过度旋转造成的损伤。

前交叉韧带损伤是运动医学中最常见的膝关节损伤之一,尤其是在参与足球、篮球、滑雪和排球等需要快速方向改变和跳跃的运动员中。损伤通常发生在没有身体接触的情况下,如在急停、急转或着陆时。损伤的症状可能包括膝关节疼痛、肿胀、不稳定感和活动范围受限。

根据损伤的严重程度,治疗方法可能包括保守治疗和手术治疗。保守治疗通常包括物理治疗、穿戴膝关节支撑器以及参与特定的锻炼程序来加强腿部肌肉，从而提供额外的膝关节稳定性。而手术治疗一般涉及重建前交叉韧带，这通常是通过将其他组织（如腘绳肌腱或髌腱）移植到损伤的韧带部位来完成的。

69 前交叉韧带是如何断裂的？

前交叉韧带断裂通常发生在高冲击和快速运动的活动中，尤其是那些涉及突然停止、改变方向或跳跃的运动。以下是一些常见的造成前交叉韧带断裂的情况：

（1）急停和急转：运动员在快速跑动后突然停止或改变方向时，膝关节会承受巨大的力量，这可能导致前交叉韧带断裂。

（2）错误着陆：跳跃着陆时，如果膝关节没有正确弯曲，或者腿部肌肉未能有效吸收冲击力，也可能导致前交叉韧带断裂。

（3）直接撞击：虽然较少见，但膝关节的外侧受到直接撞击（如在足球或橄榄球中）也可能导致前交叉韧带断裂。

（4）非接触性损伤：很多前交叉韧带断裂是非接触性的，意味着没有其他运动员的身体接触导致的伤害。这些损伤通常是由于身体动作不当，如扭转或过度伸展膝关节。

（5）过度旋转：在固定足部的情况下身体过度旋转，比如滑雪时脚固定在滑雪板上，膝关节扭转可能导致前交叉韧带断裂。

当发生前交叉韧带断裂时，人们通常会听到膝关节"嘭"的一声,并伴随有剧烈疼痛和膝关节迅速肿胀。这是因为韧带损伤导致血管破裂,膝关节内出血。在发生这种类型的损伤后,建议尽快寻求专业医疗的帮助进行诊断和治疗。

70 前交叉韧带断裂会对膝关节造成什么影响?

前交叉韧带断裂对膝关节的影响可能包括以下几个方面:

(1)疼痛和肿胀:断裂通常会导致膝关节内部出血,从而引起剧烈的疼痛和随后的肿胀。

(2)不稳定感:前交叉韧带对于维持膝关节的稳定性至关重要。断裂后,患者在进行旋转或侧向移动时可能会感到膝关节"松动"。

(3)活动受限:由于疼痛和稳定性缺失,患者的活动范围可能会受到限制。他们可能难以进行奔跑、跳跃或快速改变方向的动作。

(4)功能障碍:在严重的情况下,膝关节的功能可能会显著受损,这可能会影响患者的运动能力和日常活动。

(5)关节炎风险增加:长期来看,前交叉韧带断裂可能会增加患者未来发生骨关节炎的风险,尤其是如果膝关节经常不稳定或受到进一步的损伤。

(6)二次损伤:一个不稳定的膝关节可能会导致其他膝关节结构的损伤,如半月板或其他韧带。

71 前交叉韧带断裂手术的最佳时间是什么时候？

前交叉韧带断裂手术的最佳时间取决于多种因素，包括患者的具体情况、伤口的状况、伴随伤害以及患者的个人需求和目标。以下是一些考虑因素：

（1）肿胀和炎症减退：通常建议在手术前等待膝部的肿胀和炎症减退，并且膝关节的活动范围恢复。这有助于降低手术风险和术后并发症。

（2）肌肉力量：在手术前进行物理治疗以增强膝关节周围的肌肉，这可以帮助术后恢复。

（3）个人计划：如果患者有特定的活动或赛事计划，手术时间可能会根据这些活动来安排，以确保足够的恢复时间。

（4）工作和生活需求：患者可能需要考虑工作安排、家庭责任及其他生活需求来决定最佳的手术时间。

（5）伴随损伤：如果有其他膝关节损伤，如半月板损伤或其他韧带损伤，可能需要综合考虑治疗计划。

（6）医生建议：骨科医生或运动医学专家会根据患者的具体情况提供个性化建议。有时，如果患者的活动水平较低，医生可能建议非手术治疗。

一般来说，手术通常建议在受伤后的几周内进行，这段时间可以用来进行适当的预手术评估和准备。然而，每个患者的具体情况都是独一无二的，因此应当与医疗专业人员密切合作，以确定最适合自己的手术时间。

72 前交叉韧带断裂会加速关节退化吗?

前交叉韧带断裂可能会加速膝关节的退化过程,增加患者未来发生骨性关节炎的风险。这种关节退化的原因主要包括以下几点:

(1)关节不稳定性:前交叉韧带是膝关节的主要稳定结构之一,它有助于控制膝关节的前后移动和旋转。当前交叉韧带断裂后,膝关节可能变得不稳定,导致关节在运动中产生异常运动模式,这些异常运动可能会导致关节软骨的过度磨损。

(2)二次损伤:不稳定的膝关节可能导致其他结构,如半月板和关节软骨,受到额外的应力和损伤。半月板是吸收冲击和保护软骨的重要结构,其损伤会增加关节软骨的磨损。

(3)炎症反应:前交叉韧带断裂后,膝关节可能会发生炎症反应,这种炎症可以促进关节退化的过程。

(4)活动限制和肌肉力量下降:前交叉韧带断裂可能导致活动受限和肌肉力量下降,这会改变膝关节的负荷分布,进一步加剧关节退化。

(5)手术干预:尽管前交叉韧带重建手术旨在恢复膝关节的稳定性,但手术本身可能会对关节产生一些影响,如通过手术引入的硬件或移植物可能会对关节软骨造成微创伤。为了减缓前交叉韧带断裂后关节退化的速度,医生通常会推荐一系列治疗措施,包括物理治疗、强化膝关节周围的肌肉群,以及在适当情况下进行前交叉韧带重建手术。

73 怎样知道自己的前交叉韧带断裂了?

前交叉韧带断裂通常发生在参与高强度运动时,特别是那些需要突然改变方向、停止或跳跃的活动。以下是一些可能表明前交叉韧带受损的迹象和症状:

(1)受伤时的响声:许多人在前交叉韧带断裂时会听到膝关节发出"咔嚓"一声。

(2)剧烈疼痛:前交叉韧带断裂通常会立即引起剧烈疼痛,可能使患者无法继续运动或承重。

(3)肿胀:受伤后的几个小时内,膝关节可能会出现明显的肿胀,这是由于关节内出血所致。

(4)活动受限:因为疼痛和肿胀,患者可能会发现膝关节的活动范围受限。

(5)不稳定感:在尝试行走或改变方向时,患者可能会感到膝关节不稳定。

(6)走路困难:由于疼痛和不稳定,患者可能会发现很难正常行走。

要确定前交叉韧带是否断裂,最准确的是进行专业的医学评估。医生会询问患者的受伤经过,并进行物理检查。医生可能会执行一些特定的测试，如拉赫曼试验、前抽屉试验和屈曲旋转抽屉试验等，来评估膝关节的稳定性和前交叉韧带的完整性。此外，医生可能会建议进行影像学检查，如 MRI，来获取关节内部结构的详细图像，从而帮助确认诊断并规划治疗。X 线检查通常用于排除骨折等其他类型的伤害。如果怀疑自己的前交叉韧带可能断裂，应该尽快咨询医生或骨科专家，以便及时得到适当的诊断和治疗。

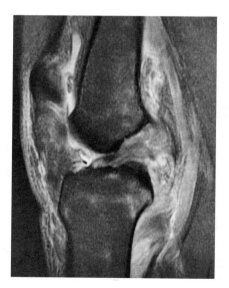

MRI 图像提示前交叉韧带断裂

 如果怀疑前交叉韧带断裂了，该怎么办？

如果怀疑自己的前交叉韧带断裂，应该采取以下步骤：

（1）立即停止活动：避免进一步损伤，不要尝试继续运动或活动。

（2）冷敷：使用冰袋或将冷敷包裹在布或毛巾中，每次冷敷15～20分钟，每隔几小时冷敷一次，以减少肿胀和疼痛。

（3）压迫包扎：使用弹性绷带轻轻包扎膝部，以帮助控制肿胀，但不要包得过紧，以免影响血液循环。

（4）抬高受伤的腿：尽可能将受伤的腿抬高至心脏水平以上，以减少肿胀。

（5）使用拐杖或支撑器：为了减轻膝关节的负担，可能需要使用拐杖或膝关节支撑器。

（6）寻求医疗帮助：尽快到医院就诊或前往急诊室，以便进行专业的诊断和评估。

（7）遵医嘱：医生可能会建议进一步的影像学检查（如MRI）来确认前交叉韧带的损伤程度，并根据损伤的严重性和患者的生活需求提出治疗建议。

（8）物理治疗：无论是手术还是非手术治疗，物理治疗都是恢复过程中的重要部分。它可以帮助恢复膝关节的活动范围、强度和稳定性。

（9）考虑手术：对于活跃的个体或运动员，通常会推荐前交叉韧带重建手术。手术通常涉及使用移植物来替换断裂的韧带。

（10）遵循恢复计划：无论是否进行手术，都需要遵循一套全面的恢复计划，包括逐步增加活动强度、进行定制的运动和遵守医生的指导。

注意，及时和适当的治疗对于恢复膝关节的功能和预防未来的并发症至关重要。患者应与医疗专业人员密切合作，严格遵循他们的建议，以确保最佳的恢复结果。

75 前交叉韧带手术是绝对需要的吗？

前交叉韧带手术是否绝对需要取决于多个因素，包括：

（1）活动水平：对于参与高强度运动或需要进行多方向运动的活跃个体和运动员，手术通常是推荐的，因为它可以帮助恢复膝关节的稳定性并帮助他们回归到以前的活动水平。

（2）膝关节的稳定性：如果前交叉韧带损伤导致膝关节不稳定，经常发生"滑脱"现象，手术可能是一个好的选择，以防止进一步的关节损伤。

（3）年龄和健康状况：年轻、健康的个体可能更倾向于选择手术，以便能够恢复到高活动水平。年长者或有其他健康问题的个体可能更适合非手术治疗。

（4）职业和生活需求：如果患者的职业或日常活动需要高度的膝关节稳定性，手术可能会被考虑。

（5）个人偏好：一些患者可能偏好尝试非手术治疗，如物理治疗和运动改进，以看是否能够在不进行手术的情况下达到满意的恢复水平。

（6）其他膝关节损伤：如果损伤伴随有其他韧带损伤、软骨损伤或半月板撕裂,可能需要手术来综合修复这些问题。

(7)长期健康和功能:长期未治疗的前交叉韧带损伤可能会导致膝关节不稳定,增加关节退变性疾病(如骨性关节炎)的风险。

总之,前交叉韧带手术不是对所有人都绝对需要的。治疗决策应该基于个人的具体情况、生活方式、健康状况和目标,最好是在与骨科医生或运动医学专家充分讨论后做出。在某些情况下,非手术治疗配合适当的康复计划可能足以恢复膝关节功能。

76 前交叉韧带断裂可以用护膝代替吗?

使用护膝作为前交叉韧带断裂的长期治疗选项通常不是首选。护膝可以在短期内为膝关节提供一些外部支持,减少不稳定感,尤其是在参与某些活动时。然而,护膝不能完全代替前交叉韧带的功能,也不能防止膝关节内的异常运动,这可能会导致进一步的关节损伤或加速关节退变。

以下是一些关于护膝使用的注意事项:

(1)活动限制:对于不参与高强度或剧烈运动的人,护膝可能有助于进行日常活动,但它不应被视为恢复前交叉韧带完整功能的解决方案。

(2)康复和物理治疗:护膝可以作为康复过程中的一个辅助工具,与物理治疗相结合,帮助增强膝关节周围的肌肉,提高稳定性。

（3）非手术治疗的一部分：对于选择非手术治疗的患者，护膝可能在某些情况下被推荐使用，但这通常是与其他非手术治疗措施（如肌肉强化练习和活动改变）结合使用。

（4）个性化选择：护膝的使用应该根据个人的需求、活动水平和医生的建议进行个性化考虑。

（5）长期效果：长期依赖护膝而不进行适当的康复可能导致膝关节周围肌肉的进一步弱化，从而增加受伤风险。

（6）手术考虑：对于希望恢复到高活动水平的个体，尤其是参与剧烈运动的运动员，手术通常是更合适的选择。

在决定是否使用护膝及如何使用时，应该咨询医生或物理治疗师的专业意见。他们可以评估患者的具体情况，并提供适当的建议和指导。

77 前交叉韧带重建手术有没有年龄限制？

前交叉韧带重建手术没有严格的年龄限制。手术决策通常基于患者的活动水平、健康状况、膝关节的稳定性需求以及个人目标，而不仅仅是年龄。然而，年龄可能会影响手术的考虑因素和预期结果。

对于年轻、活跃的患者，尤其是那些参与剧烈运动的人，前交叉韧带重建手术通常是推荐的，因为这有助于恢复膝关节的稳定性，减少未来关节损伤的风险，并允许他们返回到高水平的运动活动。

对于年长的患者，如果他们的活动水平较低，并且膝关节的不稳定性不影响日常生活，可能会考虑非手术治疗，如物理治疗和肌肉强化练习，以及使用护膝来帮助稳定膝关节。

值得注意的是，老年患者可能面临更高的手术风险，比如麻醉风险和手术后恢复速度较慢。此外，老年患者可能更容易患有与年龄相关的并发症，如骨质疏松症或关节炎，这些因素可能会影响手术决策和预期的恢复结果。在任何年龄，考虑前交叉韧带重建手术时，患者应与医生充分讨论其生活方式、预期活动水平、手术的利弊以及长期的健康目标，以做出最适合自己的决定。医生会根据患者的整体健康状况和个人需求来推荐最佳的治疗方案。

78 前交叉韧带重建手术涉及什么程序？

前交叉韧带重建手术主要涉及以下几个程序：

（1）检查和评估：首先进行体格检查和影像学检查，如MRI，来确定前交叉韧带是否断裂。

（2）麻醉：使用全身麻醉或局部麻醉进行手术。

（3）切口：在膝关节前上方做一个 3～5 厘米长的直线切口，切开皮肤和筋膜组织。

（4）取出韧带：使用镊子取出断裂的原生前交叉韧带。

（5）钻孔：使用专用钻头在股骨和胫骨上钻孔，为植入韧带做准备。

（6）植入韧带：使用人工材料或自体组织制成的新韧带，一端通过股骨孔插入固定，另一端通过胫骨孔固定。

（7）缝合：缝合切口部位的筋膜和皮肤。

（8）复健：手术后进行复健锻炼，逐步恢复膝关节的活动能力。

（9）随访：定期随访，检查复健效果和韧带植入情况。

以上大致描述了前交叉韧带重建手术的主要程序流程。手术需要由经验丰富的骨科医生进行，以获得良好的手术效果。

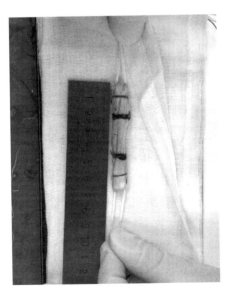

采用自体肌腱编织成的移植物

前交叉韧带重建有哪些手术技术？

主要的前交叉韧带重建技术包括：

（1）自体韧带移植术：利用患者自己的半腱肌、股薄肌、髌韧带等作为韧带移植材料。这是最常用的技术。

（2）同种异体韧带移植术：利用他人的韧带作为移植材料。

（3）人工韧带移植术：利用各种合成材料如聚丙烯等制成的人工韧带作为移植材料。

（4）双束技术：同时重建前交叉韧带的两个主要束带，即外侧束和内侧束，能更好地恢复膝关节稳定性。

（5）成形技术：利用各种成形器械在手术中帮助定位和固定韧带，如内固定器、外固定器等。

（6）微创技术：采用更小的切口和关节镜进行手术，减轻创伤。

（7）计算机辅助技术：利用三维重建技术模拟手术并指导操作，提高精确度。

以上是常见的前交叉韧带重建技术。医生会根据患者的具体情况选择相对较佳的技术进行手术。手术技巧的提高也在不断改进重建效果。

80 前交叉韧带重建后怎样康复?

前交叉韧带重建后需要进行系统的康复训练,主要包括以下几个阶段:

(1) 手术后 1~2 周:保持膝关节不动,使用护腿板固定。开始进行肌肉收缩训练和锻炼上下肢肌肉力量。

(2) 3~6 周:开始进行被动动作训练,如屈膝、伸膝等运动。逐步增大肌肉力量和运动范围。

(3) 7~12 周:开始进行控制性动作训练,如坐姿屈膝等需要肌肉控制的动作,逐步恢复日常生活能力。

(4) 4~6 个月:恢复更完整的膝关节活动范围。开始进行非负重训练,如骑行等。

(5) 7~12 个月:恢复日常生活能力和工作能力。逐步恢复低强度运动,如慢跑、游泳等。

(6) 1~2 年:基本恢复膝关节功能。恢复更高强度运动,如足球、网球等。

(7) 2 年后:通过定期复查评估恢复效果。基本恢复至手术前水平。

整个康复周期需要 1~2 年时间。根据患者个体差异,训练强度和时间可能有调整。患者需要严格按医嘱进行训练,才能获得良好效果。

81 前交叉韧带重建后多久能恢复正常运动？

前交叉韧带重建后恢复正常运动是一个长期过程，大致时间框架如下：

（1）6个月：可以开始恢复日常生活活动，如慢跑、骑车等低强度运动。

（2）7～12个月：可以逐步恢复一些中等强度运动，如慢速篮球、网球等。但还需避免高强度起跳及变向动作。

（3）1～1.5年：如果复查显示韧带愈合良好，可以逐步恢复高强度运动训练，如足球、篮球等。但仍需避免长时间高强度运动。

（4）1.5～2年：如果长期复查显示膝关节稳定性好，韧带功能完全恢复，基本可以恢复到手术前的正常运动水平。但建议每6个月进行1次复查，以监测膝关节状况。

（5）2年后：大多数患者可以完全恢复正常日常生活及运动能力。个别患者需要更长时间恢复。

需要注意的是，恢复过程须根据个人情况灵活调整，不能强求过快恢复高强度运动。长期定期复查也很重要，以监测韧带愈合状况。完全恢复需要1～2年时间，需耐心康复。

82 前交叉韧带重建后能完全恢复正常运动吗？

前交叉韧带重建后，完全恢复到手术前的正常运动水平需要一定时间和条件，但大多数患者能基本恢复。根据统计，80％～90％的患者在2年后能恢复手术前的日常活动能力。但对于高强度竞技运动，如足球、篮球等起跳变向动作较多的运动，完全恢复率会略低，为70％～80％。恢复成功与否取决于多方面因素，如术后康复训练效果、患者年龄、运动水平等。尽管能恢复大部分功能，但膝关节承重能力和稳定性可能不如手术前。患者需长期定期复查，监测韧带愈合质量。少部分患者可能会出现关节磨损或再次受伤的风险。

新技术和手术方法不断优化，恢复率正逐步提高。总体来说，只要术后按医嘱严格进行康复训练，大多数患者能基本恢复正常日常生活和工作运动能力。但高强度竞技运动水平的完全恢复需要视个人状况确定。另外，长期定期复查也很重要。

83 哪些运动容易导致前交叉韧带断裂？

（1）足球：频繁高强度起跳变向，是导致前交叉韧带断裂的高风险运动。

（2）篮球：跳投、拦截等动作也容易造成韧带受伤。

（3）滑雪：下坡时突然转弯可能会扭伤韧带或使之断裂。

（4）羽毛球：快速变向动作也有一定风险。

（5）网球：发球时踏步起跳及快速变向都可能危及韧带。

（6）棒球：捕球时蹲下站起及快速转身都有一定风险。

（7）跑步：长时间高强度训练如动作不当也可能导致韧带受伤。

（8）其他体育运动：柔道、武术等接触性动作项目也容易造成伤害。

总体来说，所有涉及频繁高强度起跳、变向和踏步的球类运动，以及接触性动作项目，都容易造成前交叉韧带受伤或断裂。

84 运动中如何预防前交叉韧带断裂？

运动中预防前交叉韧带断裂，可以采取以下措施：

（1）做足热身运动，让肌肉和韧带逐步适应运动强度。

（2）注意膝关节动作范围，避免过度扭曲或伸展。

（3）保持正确的动作姿态，膝关节不要内外转过度。

（4）起跳时落地要前脚掌着地，以减轻下落冲击力。

（5）变向时不要用力过猛，尽量平稳顺势转身。

（6）长时间高强度训练间歇休息。

（7）保持体重在正常范围，过重会增加关节负担。

（8）选择鞋面较软的运动鞋，增加关节保护。

（9）注意地面坚硬程度,避免在坚硬地面进行高强度运动。

（10）定期复查膝关节,如有不适及时就医。

（11）运动结束后进行拉伸运动,缓解肌肉紧张。

（12）新手应慢慢适应强度,避免突然增加强度。

正确的体能训练和保护措施能有效降低伤害风险。

85 前交叉韧带断裂合并半月板撕裂的术后康复与单纯前交叉韧带断裂的术后康复有何不同?

前交叉韧带断裂合并半月板撕裂的术后康复与单纯前交叉韧带断裂的术后康复有以下几点不同:

（1）术后制动时间更长:单纯前交叉韧带修补术后一般需要 2~4 周制动,合并半月板修补需要 4~6 周制动。

（2）复健强度和速度较慢:半月板需要更长时间愈合,不能过早进行强度训练。

（3）早期复健重点在于减轻肿胀和增强肌肉力量:需要更长时间的冰敷、压力绷带捆绑和肌肉训练。

（4）中期复健开始进行负重训练,但强度控制在较低水平。

（5）慢跑和切变动作恢复需要更长时间:一般 6 个月后才开始进行。

（6）全面恢复需要 12 个月或更长时间:半月板愈合质量会影响恢复程度。

（7）术后并发症风险较高:如关节内瘢痕形成等。需要长期复查随访。

（8）恢复运动能力后，日常生活和返回职业运动水平需要更长适应期。

总体来说，需要更审慎的复健计划和长期复查，以确保半月板完全恢复。

86 前交叉韧带重建应该选自体肌腱、异体肌腱还是人工韧带？

对于前交叉韧带重建，选择使用自体肌腱、异体肌腱还是人工韧带，需要根据以下几点来考虑：

（1）自体肌腱重建是目前效果最好的方法，因为它具有生物学优势。但是需要从患者其他部位取下肌腱，增加创伤。

（2）异体肌腱来源充足，但存在免疫排斥反应的风险，长期效果较自体肌腱差。

（3）人工韧带材料与生物环境不兼容的可能性大，长期稳定性难以确定。

（4）患者年龄、体能需求程度也是考虑因素，如中老年患者可选择人工韧带。

（5）自体肌腱供体部位的损伤也需要权衡，如腘肌腱供体的下肢功能会受到影响。

综上，年轻患者体能需求高，尤其是职业运动员，首选是自体肌腱重建；中老年患者或体能需求不高的，可以选择异体肌腱或人工韧带;自体肌腱供体有困难时,也可以选择异体肌腱或人工韧带。

87 前交叉韧带重建手术的最新进展有哪些?

前交叉韧带重建手术不断改进,以下是一些最新的进展:

(1)双束重建术:采用两条自体肌腱模拟前交叉韧带的前束和后束,重建较天然的韧带解剖结构。

(2)个体化韧带尺寸测量:采用MRI等影像学技术对韧带尺寸进行个体化测量,制作更贴合原来韧带尺寸的移植韧带。

(3)生物工程韧带材料:采用自体细胞或生长因子等生物技术制作更符合生物环境的人工韧带替代品。

(4)少切口手术:采用关节镜或机器人技术,进行小切口或无切口前交叉韧带重建术。

(5)同时修补半月板:一步完成韧带和半月板的重建,重现膝关节的天然解剖结构。

(6)个体化康复训练:根据患者情况制定个体化的复健计划,提高恢复效果。

(7)生长因子和干细胞应用:应用生长因子或自体干细胞辅助韧带愈合,加快恢复进程。

(8)运动生物力学分析:运用运动生物力学分析技术优化手术效果和运动姿态。

88 膝关节交叉韧带重建后如何防止肌肉萎缩?

膝关节交叉韧带重建后,防止肌肉萎缩的主要方法包括:

(1)早期活动:手术后1~2周开始进行被动动作和主动动作锻炼,保持膝关节活动范围。

(2)电刺激治疗:利用电刺激对膝周肌肉进行有效的收缩训练,防止肌肉萎缩。

(3)肌肉力量训练:手术后3周开始进行肌肉收缩强度和负荷逐步增加的训练,如屈伸腿、股四头肌收缩等。

(4)物理治疗:利用热疗、按摩等辅助治疗促进血液循环,防止肌肉萎缩。

(5)功能训练:适度增加日常活动强度,如走路、上下楼梯等,有效利用肌肉。

(6)营养支持:口服蛋白质补充剂,促进肌肉营养供应和修复。

(7)定期复查:定期评估肌肉周围周长、肌力等,及时调整训练强度。

(8)必要时应用肌肉松弛剂:肌肉严重萎缩时,短期使用肌肉松弛剂,减小肌肉张力。

以上方法可以有效防止膝关节交叉韧带重建后的肌肉萎缩。

89 后交叉韧带是什么？

后交叉韧带是膝关节中一个重要的韧带，主要功能是：

（1）限制膝关节向后滑动和向后翻转。后交叉韧带是防止膝关节向后脱位的主要韧带。

（2）在膝关节屈曲时起到稳定作用。

（3）与前交叉韧带协同工作，维持膝关节的前后稳定性。

（4）后交叉韧带起源于股骨内侧下端，插入胫骨内侧上端，它位于膝关节内侧，与前交叉韧带相对。

后交叉韧带断裂的主要原因是：

（1）在某些运动中，直击导致膝关节内收或外展过度。

（2）长期负重、高强度运动，如跳舞、体操等对膝关节承重能力的长期损耗。

后交叉韧带断裂如果不及时治疗，会导致膝关节长期稳定性差，增加关节退变性的风险。一般需要进行关节镜手术或开放式手术，重建后交叉韧带。

90 后交叉韧带是如何断裂的？

后交叉韧带最常见的断裂机制如下：

（1）直击导致内收或外展过度：例如，足球门将扑救球时，球直接打中膝关节内侧,或者在运动中受到他人直击膝关节,可能导致膝关节内收或外展过度,超出生理范围,导致韧带断裂。

(2)膝关节过度伸展:例如,跳高落地时,膝关节处于强烈伸展状态,受到外力作用,也可能撕裂后交叉韧带。

(3)长期重力运动损耗:像跳舞、体操等长期重复下蹲或蹲跳动作,会使韧带逐步老化和脆弱,一旦受力可能断裂。

(4)意外跌倒:如在滑雪、足球等运动中失足跌倒,膝关节可能会以外展、内收姿势撞击地面,也可导致后交叉韧带断裂。

一般来说,后交叉韧带断裂多由过度拉伸、内收、外展等动作所致,需要防范这些高危动作。

91 后交叉韧带断裂会对膝关节造成什么影响?

后交叉韧带断裂会对膝关节造成以下影响:

(1)膝关节后移稳定性减弱:后交叉韧带是防止膝关节向后脱位的主要韧带,一旦断裂,将无法有效限制膝关节后移。

(2)膝关节活动范围受限:尤其是膝关节屈曲时,后交叉韧带断裂后无法提供足够的稳定作用,活动范围会缩小。

(3)膝后抽屉试验阳性:医生通过前后拉动检查膝关节时,后交叉韧带断裂后膝关节会向后移位,抽屉试验呈阳性。

(4)肿胀、疼痛:断裂伤口会引起肿胀和疼痛,影响正常活动。严重时还可能出现关节内出血。

（5）运动功能受限：后交叉韧带断裂后，高强度运动，如快速切向动作都将很难进行。

（6）易发生关节退变：长期稳定性差会加速关节软骨磨损，增加退变的风险。

（7）影响日常生活：步态改变，下楼梯、蹲下等动作都会受到限制。严重影响生活质量。

（8）可能需要手术治疗：严重断裂需要关节镜手术或开放式重建手术，复原期长。

因此，后交叉韧带断裂严重影响膝关节功能和长远健康，需要及时就医处理。

92 后交叉韧带断裂手术的最佳时间是什么时候？

后交叉韧带断裂手术的最佳时间取决于具体情况，但一般来说，以下被认为是进行手术的较好时机：

（1）断裂后 3～6 个月：这段时间内，肿胀和疼痛症状基本消退，但韧带尚未完全愈合。手术可以在韧带尚未完全粘连的情况下进行重建，操作和恢复效果会更好。

（2）断裂后 7～12 个月：如果 6 个月后，疼痛、关节不稳等症状没有明显改善，这也是进行手术的一个时机。

（3）断裂 1 年后：一般来说，1 年内进行手术效果会较好。1 年后韧带组织可能开始粘连或愈合，手术难度会增大。

（4）断裂后运动功能明显下降时：如果断裂后运动功能下降明显，影响日常生活，也可以考虑手术。

（5）断裂后随时出现关节不稳或锁定感时：这可能表明韧带已经无法提供足够稳定作用，手术指征明显。

除此之外，个人年龄、体力状况及手术难易程度也需要进行综合评估。但总体来说，断裂后1年内进行手术效果会较好。如果超过1年，需要评估韧带愈合情况再做决定。

93 后交叉韧带断裂会加速关节退化吗？

后交叉韧带断裂很可能会加速膝关节的退化。主要原因如下：

（1）后交叉韧带断裂后，膝关节稳定性下降，韧带无法起到应有的支撑和牵引作用，会增加关节内部压力，加速软骨磨损。

（2）断裂后活动受限，关节易发生畸形，如膝内翻等，这也会加速软骨损耗。

（3）长期保持不正常关节位移会导致软骨细胞生长异常，加速退化过程。

（4）韧带断裂后即使进行手术修复，韧带也无法完全恢复正常功能。这会使关节承重能力下降。

（5）断裂后活动受限易导致肌肉松弛，关节支持力下降，也会加速退化。

（6）长期疼痛和肿胀可能导致关节周围组织变性，影响营养供应,加速退化进程。

(7)韧带断裂后即使进行手术,也难以彻底解决关节内压力分布失衡的问题,这也是加速退化的重要因素。

总体来说,后交叉韧带断裂后关节稳定性和功能下降,很可能会通过以上机制,在一定程度上加速膝关节的退化变性过程,但严重程度因个体而异。

94 怎样知道自己的后交叉韧带断裂了?

这里有一些主要的症状可以提示后交叉韧带可能断裂了:

(1)膝关节受伤后立即出现剧烈疼痛:后交叉韧带断裂通常会引起强烈的疼痛。

(2)无法完全支撑体重或弯曲膝关节:断裂后关节很难做弯曲或伸直动作。

(3)膝关节不稳定,有松脱或滑动感:这是韧带受损的直接表现。

(4)听到"啪"的一声,随后出现疼痛:有时在受伤时会听到断裂的声音。

(5)肿胀和淤血:断裂伤通常会出现明显的肿胀和淤血。

(6)无法进行日常活动:如无法下楼梯、起身等。

(7)长期疼痛或不适:即使不是当时受伤,也可能长期感到膝关节不适。

（8）体育运动时容易再次受伤：因为韧带功能下降，更易受伤。

如果膝关节出现上述症状，尤其是在剧烈活动后立即出现剧痛，很可能就是后交叉韧带断裂。建议就医进行检查确诊，以便采取恰当的治疗方法。

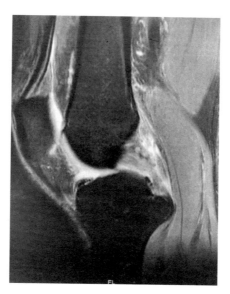

MRI 图像提示后交叉韧带断裂

95 如果怀疑后交叉韧带断裂了，该怎么办？

如果怀疑后交叉韧带断裂，建议采取以下措施：

（1）尽快就医检查：医生会进行体格检查和影像学检查（X

线、MRI 等),确诊和评估断裂程度。

(2)按医嘱进行休养治疗:如冰敷减痛,禁止过度活动以促进痊愈。

(3)根据情况决定是否进行手术修复:断裂严重程度大于50%一般都需要进行韧带重建手术。

(4)手术后进行康复训练:如进行物理治疗,锻炼关节活动范围和肌肉力量,帮助早期恢复。

(5)手术后长期进行肌肉强化训练:特别是腿后肌群,有助于增强关节稳定性。

(6)注意保护关节:避免高强度跳跃动作,穿适当的运动鞋等。

(7)定期复查:定期复查可以了解愈合情况和是否出现关节退化变化。

(8)注意营养搭配:如胶原蛋白等成分有利于韧带愈合。

(9)如有疼痛不适及时告知医生。

(10)避免长期使用止痛药。

正确处理后交叉韧带断裂,通过手术和复健有利于最大程度地恢复关节功能。

96 后交叉韧带手术是绝对需要的吗?

后交叉韧带手术是否需要,取决于具体情况,但总体来说:

（1）断裂程度严重（大于50％）的，通常推荐进行手术修复。这是因为断裂严重可能导致长期关节不稳定。

（2）断裂程度轻微（小于30％）的，可以考虑采取保守治疗，如物理治疗。如果症状明显好转，可能不需要手术。

（3）中度断裂（30％～50％）时，是否手术要综合多方面因素进行评估，如年龄、运动需求程度等。

（4）手术早期（1～3个月内）效果会更佳。如果太晚手术，失败率可能会增加。

（5）患者如果需要高强度运动，如职业运动员，可以考虑手术治疗。

（6）若保守治疗效果不佳，症状持续超过6个月，也可以考虑手术治疗。

总体来说，严重断裂和需要高强度运动的患者，可以考虑手术治疗。但中度和轻微断裂，也不一定需要手术，需综合考虑选择保守治疗还是手术治疗。手术治疗的风险也需权衡。

97 后交叉韧带断裂可以用护膝代替吗?

后交叉韧带断裂是一种严重的膝关节损伤，通常需要专业的医疗处理。护膝可以在一定程度上提供支撑和稳定性，但并不能完全代替对后交叉韧带断裂的治疗。

后交叉韧带是维持膝关节稳定性的重要组成部分，如果断裂,可能需要进行手术修复或其他专业治疗。护膝可以在术后或在康复期间提供支撑和保护,帮助减轻疼痛和稳定膝关节,但并不能治愈韧带的损伤。

如果怀疑自己患有后交叉韧带断裂,应尽快就医,接受专业的检查和治疗。医生可能会建议进行物理治疗、手术修复或其他治疗方法,以恢复膝关节的功能和稳定性。在治疗过程中,医生或物理治疗师可能会建议患者使用护膝来辅助康复,但护膝并不能代替对韧带损伤的专业治疗。

98 后交叉韧带重建手术有没有年龄限制?

后交叉韧带重建手术通常没有明确的年龄限制,但年龄是影响手术效果和复发率的一个重要因素:

(1) 20 岁以下:手术效果好,韧带愈合能力强,复发率低。这是进行手术的最佳时机。

(2) 20～40 岁:手术效果一般良好,韧带愈合能力较强,但复发率比青少年高些。

(3) 41～50 岁:韧带愈合能力下降,手术难度增大,复发率相对较高。这时需要综合考虑患者的体能状况。

(4) 51～60 岁:手术风险增加,韧带愈合不佳也更易复发。这时需要慎重评估是否进行手术。

(5) 60 岁以上:手术风险大,韧带修复效果不佳,一般不推荐进行重建手术。

总体来说,重建后交叉韧带手术在年龄上没有明确限定。但考虑到韧带愈合能力和手术风险,20～40岁为最佳手术时机。40～60岁需要进行个案具体评估,尽量选择身体条件较好的患者进行手术。60岁以上基本不推荐重建手术。

99 后交叉韧带重建手术涉及什么程序?

后交叉韧带重建手术主要涉及以下几个程序:

(1)镇静和麻醉。通常采用全身麻醉或局部麻醉＋镇静。

(2)切开膝关节周围皮肤和软组织,暴露韧带断裂部位。

(3)根据韧带断裂程度选择韧带移植材料。常见的有自体韧带移植、同种异体韧带移植等。

(4)取出韧带移植材料,如自体韧带移植是从腘窝或腿后肌腱取出移植材料。

(5)根据韧带的附着点进行骨隧道钻孔,为韧带提供固定点。

(6)将准备好的韧带移植材料通过骨隧道穿入并固定,重建韧带的张力线。

(7)检查韧带固定是否牢靠,恢复关节活动范围。

(8)检查骨隧道口,缝合皮肤与软组织。

(9)术后适当复位固定,开始物理治疗、恢复训练。

（10）随访观察韧带愈合情况，确保功能恢复。

整个手术过程需 1～2 小时，术后康复期需要数月至 1 年才能恢复关节功能和力量。手术成功率高，但仍有一定复发率。

100 后交叉韧带重建有哪些手术技术？

（1）自体韧带移植术：利用患者自己的腘绳肌肌腱或髌腱作为移植材料，是目前应用最广泛的方法。

（2）同种异体韧带移植术：利用来自他人的韧带作为移植材料。

（3）人工韧带移植术：利用人工制成的合成材料作为韧带替代品。

以上技术选择需根据患者年龄、韧带断裂程度及个人情况综合考虑后决定。

101 后交叉韧带重建后怎样康复？

后交叉韧带重建后的康复主要包括以下几个阶段：

（1）手术后早期阶段（1～2 周）：采取静养治疗，禁止过度膝关节活动，进行冰敷以减少肿胀。

（2）中期阶段（3～6 周）：开始进行被动和辅助动作训练，如膝伸直、屈曲等有限度的动作。同时进行肌肉强化训练,如直腿抬高等。

（3）晚期阶段（7 周～3 个月）：开始进行有负重的功能训练,如步行、单腿站立等。逐步增加训练强度和负重量。

（4）康复阶段（4～6 个月）：开始进行更复杂的运动训练,如慢跑、跳跃等。检查肌肉力量是否恢复正常。

（5）终末阶段（6 个月后）：恢复日常生活能力和工作能力。进行更高强度的运动训练,如快跑、体育运动等。

（6）随访观察期：长期定期随访,检查韧带是否稳定牢固、关节功能是否完全恢复。根据情况进行再康复训练。

全过程需根据患者个体情况灵活调整,并配合物理治疗。正确的康复对手术效果尤为重要。

102 后交叉韧带重建后多久能恢复正常运动?

后交叉韧带重建手术后的恢复时间因人而异,通常需要 6 个月到 1 年的时间才能完全恢复正常运动。在手术后的早期阶段,需要进行逐步增加负重的康复训练,以及肌肉力量和关节稳定性的恢复。在康复过程中,需要遵循医生和物理治疗师的建议,以确保康复进程是适当和有效的。一旦康复完成,患者可以逐渐开始进行正常的体育活动和运动,但应避免过度使用受伤的膝关节并保持适当的肌肉力量和柔韧性。

103 后交叉韧带重建后能完全恢复正常运动吗？

大多数情况下，经过后交叉韧带重建手术和适当的康复训练，患者可以完全恢复正常运动。然而，需要注意的是，并非所有患者都能达到完全恢复的程度。

在手术后的康复期间，患者需要严格遵循医生和物理治疗师的建议，进行适当的康复训练，以确保韧带的稳定性和肌肉力量的恢复。此外，患者在康复期间需要避免过度使用受伤的膝关节，并遵循医生的建议逐渐增加运动强度。

尽管大多数患者可以在康复期后恢复正常运动，但有些人可能会在运动时感到不适或出现一些限制。因此，术后恢复的情况因人而异。在康复期间，定期复查也是非常重要的，以确保康复进程是适当的，并及时发现和处理任何问题。

总之，大多数情况下，通过适当的手术和康复训练，患者可以完全恢复正常运动。然而，每个人的康复情况都是不同的，因此需要根据个体情况来评估术后的康复效果。

104 哪些运动容易导致后交叉韧带断裂？

后交叉韧带断裂通常是由于膝关节受到剧烈扭曲或外力冲击而引起的。以下是一些可能导致后交叉韧带断裂的运动：

（1）篮球：在篮球比赛中，突然的变向、跳跃和扭曲动作可能会增加膝关节受伤的风险。

（2）足球：足球比赛中常见的剧烈冲撞、扭曲和跳跃动作可能导致后交叉韧带受伤。

（3）滑雪：在滑雪过程中，意外摔倒、扭曲可能会导致膝关节受伤，包括后交叉韧带的损伤。

（4）网球：在网球比赛中，需要频繁地进行快速的变向和跑动，这可能增加膝关节受伤的风险。

（5）橄榄球：橄榄球比赛中的剧烈冲撞和扭曲动作可能会增加后交叉韧带受伤的可能性。

（6）田径：某些田径项目，如跳高、跳远和短跑，可能会增加膝关节受伤的风险。

（7）武术和格斗运动：这些运动中的剧烈扭曲、摔倒和冲撞可能会导致膝关节受伤。

这些运动可能会增加膝关节受伤的风险，包括后交叉韧带的断裂。因此，参与这些运动的人需要特别注意膝关节的保护，并采取预防措施，如正确的热身、使用适当的护具和技术训练，以降低受伤的风险。

105 运动中如何预防后交叉韧带断裂？

预防后交叉韧带断裂需要采取一些措施，特别是在进行高风险的运动和活动时。以下是一些预防后交叉韧带断裂的方法：

（1）强化肌肉：通过进行膝关节周围的肌肉强化训练，特别是大腿肌肉和臀部肌肉的训练，可以提高膝关节的稳定性，降低受伤的风险。

（2）灵活性训练：进行适当的伸展和灵活性训练，特别是对腿部和髋部的伸展训练，可以增加关节的活动范围，减少受伤的可能性。

（3）使用护具：在进行高风险的运动时，如篮球、足球、滑雪等，使用膝关节护具或支撑器可以提供额外的稳定性和保护。

（4）学习正确的技术：在参与任何运动之前，学习正确的运动技术和动作，特别是关于变向、跳跃和扭曲动作的技术，可以降低受伤的风险。

（5）适当的热身：在进行运动或活动之前，进行适当的热身运动和拉伸，可以提高肌肉的温度，促进血液循环，减少受伤的可能性。

（6）逐渐增加运动强度：避免突然增加运动的强度和频率，逐渐增加运动量可以让身体适应运动的负荷，降低受伤的风险。

（7）注意休息和康复：在运动后保留足够的休息和恢复时间，让身体有充分的时间来适应运动的压力，有助于降低受伤的风险。

通过采取这些预防措施，可以帮助降低后交叉韧带断裂的风险，特别是在进行高风险的运动和活动时。如果在运动中出现膝部不适或损伤，应及时停止并寻求医疗帮助。

106 后交叉韧带断裂合并半月板撕裂的术后康复与单纯后交叉韧带断裂的术后康复有何不同?

后交叉韧带断裂合并半月板撕裂的术后康复通常需要更加综合和细致的治疗计划,因为这两种损伤相互影响,对膝关节功能的恢复和稳定性都有重要影响。以下是术后康复方面的一些不同之处:

(1)术后保护期:对于后交叉韧带和半月板的修复手术,术后的保护期可能会更长。医生通常会建议在手术后的一段时间内限制膝关节的活动范围,以利于组织愈合。

(2)运动恢复计划:术后康复计划需要更加细致地考虑到后交叉韧带和半月板的恢复。在康复的初期阶段,可能需要更多地将重点放在恢复膝关节的稳定性和肌肉力量上,以减少进一步的损伤风险。

(3)康复阶段的调整:由于后交叉韧带和半月板的损伤可能会相互影响,康复阶段的调整可能会更加灵活。医疗团队会根据个体情况和手术效果来调整康复计划,以确保膝关节功能的全面恢复。

(4)功能恢复目标:在后交叉韧带断裂合并半月板撕裂的情况下,康复的功能恢复目标可能会更加综合。除了膝关节的稳定性和肌肉力量外,还需要关注半月板的愈合和功能恢复,以确保膝关节的正常运动和功能。

(5)长期康复监测:由于后交叉韧带断裂合并半月板撕裂的术后康复更为复杂,可能需要更长时间的监测和随访。医疗团队会密切关注患者的康复进展，并在康复后期提供适当的运动和活动建议。

综合来说，后交叉韧带断裂合并半月板撕裂的术后康复需要更加全面和细致的治疗计划，以确保膝关节功能的全面恢复和稳定性。患者需要密切遵循医疗团队的指导，并在整个康复过程中积极参与治疗和锻炼。

107 后交叉韧带重建应该选自体肌腱、异体肌腱还是人工韧带？

选择后交叉韧带重建的材料通常取决于患者的具体情况、医生的建议及患者的个人偏好。以下是对自体肌腱、异体肌腱和人工韧带的一些讨论：

（1）自体肌腱：自体肌腱移植是从患者身体其他部位（通常是膝关节附近的肌肉或肌腱）取材，用于重建后交叉韧带。自体肌腱移植的优势在于避免了异体组织排斥反应，因为移植物来自患者自身。此外，自体肌腱移植还有助于促进愈合。

（2）异体肌腱：异体肌腱移植是将从其他人体中获取的肌腱移植到患者的膝关节进行重建。相比自体肌腱，异体肌腱移植可以避免对患者自身组织的损伤，手术时间也可能更短。然而，由于异体肌腱可能引起排斥反应，因此需要使用免疫抑制药物来降低排斥风险。

（3）人工韧带：人工韧带是使用合成材料制成的植入物，用于重建后交叉韧带。人工韧带的优势在于避免了自体或异体移植的手术损伤，并且不会引起移植物排斥反应。然而，人工韧带的长期效果和耐久性可能会受到一些限制，而且可能需要更频繁的手术来进行修复或更换。

最终的选择应该由医生和患者共同决定，需要综合考虑患者的年龄、活动水平、个人偏好、手术风险以及术后的康复需求。医生会根据患者的具体情况和医学专业知识来提供建议，并与患者一起讨论最合适的选择。

108 后交叉韧带重建手术的最新进展有哪些？

后交叉韧带重建手术一直在不断发展和改进，有一些最新的进展包括：

（1）生物学修复：一些研究和临床实践探索了使用生物学修复方法来加速后交叉韧带的愈合和重建。这些方法包括使用生长因子、干细胞、生物支架等新技术，以促进组织再生和愈合过程。

（2）个性化治疗：随着医学技术的进步，个性化治疗方案也越来越受到重视。针对不同患者的特定情况，医生可以制定个性化的手术方案和康复计划，以提高手术和康复的效果。

（3）微创手术技术：微创手术技术的进步使得后交叉韧带重建手术变得更加精准和便捷。通过使用更小的切口和更先进的关节镜技术,可以减少手术创伤、减轻患者的疼痛,并加速康复过程。

（4）术后康复方案：针对后交叉韧带重建手术的术后康复方案也在不断改进。医疗团队会根据最新的研究成果和临床经验,制定更加科学、有效的康复计划,以帮助患者尽快恢复正常的膝关节功能。

（5）术后监测和疗效评估：医学界对于术后监测和疗效评估的方法也在不断完善。通过使用先进的影像学技术、生物力学评估和临床疗效评估工具,可以更准确地评估手术的效果和患者的康复情况。

总的来说,后交叉韧带重建手术的最新进展主要包括生物学修复、个性化治疗、微创手术技术、术后康复方案以及术后监测和疗效评估等方面的创新和改进。这些进展有望为患者提供更加有效和个性化的治疗方案,促进患者的康复和生活质量的提高。

109 什么是膝关节后外侧角？

膝关节的后外侧角是膝关节的一个复杂区域,由多种结构组成,负责提供稳定性,特别是对抗旋转应力和外翻应力。该区域在损伤时相对复杂,常需要详细而准确的诊断和治疗。

膝关节后外侧角主要由腘绳肌腱、腓侧副韧带、腓骨头外侧综合体等主要结构组成。膝关节后外侧角的主要功能是提供膝关节外侧的稳定性,防止外翻应力;限制小腿相对于大腿的过度外旋或后移;在膝关节运动过程中,后外侧角可协调各结构的互动,确保膝关节动作的平滑和稳定。

膝关节后外侧角的损伤或不稳定可能导致膝关节功能障碍,甚至引起膝关节的慢性疼痛和不稳定感。在膝关节损伤和手术治疗中,对后外侧角的结构和功能进行评估和修复非常重要。例如,在膝关节交叉韧带损伤的手术治疗中,后外侧角的稳定性和功能通常也需要考虑和处理。

110 膝关节后外侧角损伤会出现什么问题?

膝关节后外侧角损伤可能导致多种问题,包括但不限于以下几点:

(1)稳定性问题:膝关节后外侧角的损伤可能导致膝关节的稳定性降低,使得膝关节容易发生内外翻或者旋转,从而影响日常活动和运动功能。

(2)疼痛:膝关节后外侧角的损伤可能导致膝关节的慢性疼痛,尤其是在运动或负重时。疼痛可能会影响患者的活动范围和生活质量。

(3)运动功能受限:膝关节后外侧角的损伤可能导致膝关节的活动范围受限,影响患者的日常活动和运动能力。

（4）感觉异常：膝关节后外侧角的损伤可能导致膝关节周围的神经受压或受损，引起感觉异常，如刺痛、麻木等症状。

（5）关节炎：长期的后外侧角损伤可能导致膝关节的退行性变化，增加患者罹患关节炎的风险。

在膝关节后外侧角损伤的情况下，及时的诊断和治疗非常重要。针对不同程度的损伤，可能需要采取物理治疗、康复训练或者手术修复等不同的治疗手段。因此，对于膝关节后外侧角损伤，建议患者及时就医，进行全面的评估和治疗。

第五篇
腘窝囊肿的微创治疗

 腘窝囊肿是什么？怎么形成的？

腘窝囊肿是指在人体膝关节后方的腘窝处形成的囊肿，通常是由于关节囊内的液体积聚而形成的。这可能是由于关节囊内的损伤或炎症引起的。

腘窝囊肿的形成也可能与关节囊内的滑囊或黏液囊的损伤

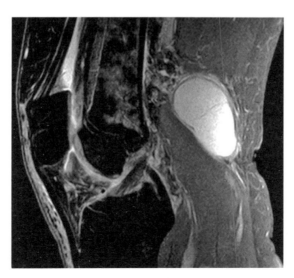

腘窝囊肿的 MRI 影像

有关,这些囊袋在关节运动时起到润滑和缓冲作用。当这些囊袋受损时,液体可能会积聚在腘窝处形成囊肿。

腘窝囊肿可能会导致膝关节后方的肿胀和疼痛,严重时可能影响关节活动。治疗通常包括休息、冰敷等物理治疗和使用抗炎药物。在一些情况下,可能需要手术来排除囊肿或修复受损的组织。如果怀疑自己患有腘窝囊肿,应及时就医,进行诊断和治疗。

112 腘窝囊肿一定要手术吗?

腘窝囊肿并不一定需要手术治疗。治疗方法会根据囊肿的大小、症状的严重程度及患者的个体情况而定。一般情况下,腘窝囊肿的治疗可以包括以下几种方法:

(1)休息:避免过度使用膝关节,减少囊肿的压力和炎症。

(2)冰敷:可以通过冰敷来减轻肿胀和疼痛。

(3)其他物理治疗:如按摩、康复训练等,有助于减轻疼痛和增强肌肉力量。

(4)抗炎药物:如非甾体抗炎药可以帮助减轻炎症和疼痛。

(5)穿戴支具:如膝关节支具可以提供支撑和稳定,减轻关节的压力。

在一些情况下,如囊肿较大或症状严重,影响日常生活,医生可能会建议手术治疗。手术的方式可能包括囊肿的切除或修复受损的组织。然而,手术并非所有情况下都是必需的,医生会根据患者的具体情况来决定最合适的治疗方案。因此,如果怀疑自己患有腘窝囊肿,应及时就医。

113 腘窝囊肿切除采用关节镜手术有什么优势?

腘窝囊肿切除采用关节镜手术有一些优势:

(1)微创:关节镜手术是一种微创手术,通过小孔镜头进入膝关节,避免了传统开放手术所需要的较大切口,可减少组织损伤和术后疼痛。

(2)减少恢复时间:由于手术创伤小,术后恢复时间相对较短,患者可以更快地恢复正常活动。

(3)更好的手术视野:通过关节镜可以获得更清晰的手术视野,医生可以更准确地定位和切除囊肿,减少手术的风险。

(4)减少并发症:相比传统开放手术,关节镜手术的并发症风险更低。

(5)更美观的术后瘢痕:由于切口较小,术后瘢痕更加美观。

需要注意的是,关节镜手术也有一些局限性,如对于较大的囊肿或复杂的情况,可能不适合进行关节镜手术。因此,患者应在医生的指导下选择最适合自己情况的手术方式。

114 腘窝囊肿在切除术后还会复发吗?

腘窝囊肿在切除术后有可能会复发,尽管手术通常可以有效地减轻症状和减小囊肿的压力,但并不能保证完全消除囊肿。复发的可能性取决于多种因素,包括囊肿的性质、手术时是否完全清除了囊肿、手术后的康复情况以及患者的日常活动和运动习惯等。

一些研究表明,腘窝囊肿的复发率在手术后可能会达到10%～20%。复发的囊肿可能需要进一步的治疗,包括药物治疗、物理治疗或者再次手术。

为了减少腘窝囊肿的复发风险,术后患者需要密切遵循医生的建议,包括避免过度使用膝关节、进行康复训练以增强肌肉力量和稳定膝关节、保持适当的体重以减轻关节的压力等。此外,术后定期复诊并接受医生的跟踪观察也是非常重要的,以便及时发现并处理任何复发的迹象。

第六篇
髌骨脱位及治疗

115 什么是急性髌骨脱位？

急性髌骨脱位是指髌骨在膝关节活动中突然从其正常位置脱出的情况。这种情况通常发生在膝关节受到外力冲击或者扭伤时，导致髌骨向外或向内脱出。急性髌骨脱位通常伴随着剧烈的疼痛、肿胀和关节功能受限。

在急性髌骨脱位的情况下，髌骨可能会脱出一段时间后自行回到原位，也可能需要手动复位。这种脱位可能会损伤周围的软组织，如髌韧带、半月板等。

治疗急性髌骨脱位通常需要止痛药、冰敷、固定膝关节、康复训练等。对于反复发作的髌骨脱位，可能需要考虑手术干预，如重建髌韧带或其他稳定膝关节的手术。及时就医并接受专业治疗是非常重要的。

116 什么是先天性髌骨脱位?

先天性髌骨脱位是指个体出生时就存在的髌骨位置不正常的情况,多为双侧。这种情况可能是由于髌骨发育异常或韧带松弛导致的。先天性髌骨脱位可能会导致疼痛、不稳定感和活动受限等症状,需要进行治疗以恢复髌骨的正常位置和功能。

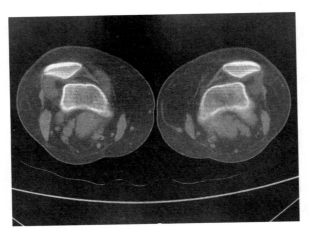

先天性双侧髌骨脱位

117 什么是习惯性髌骨脱位?

习惯性髌骨脱位是指髌骨(膝盖骨)反复地、不正常地从其正常位置脱出的情况。髌骨脱位通常发生在膝关节弯曲或伸直时,可能伴随剧烈的疼痛和膝关节的功能障碍。多次脱位可能会导致膝关节的不稳定性,使得髌骨更容易再次脱位。习惯性髌骨脱位的主要原因是先天性解剖异常,例如股骨髁发育不良、高位髌骨、下肢骨骼扭转等,这些都会增加髌骨脱位的风险,通常需要手术治疗才能恢复。

118 什么是复发性髌骨脱位?

复发性髌骨脱位是指髌骨在膝关节中多次重复性脱位的情况。这种情况通常由于髌骨周围肌肉、韧带或髌骨本身的结构异常导致的。复发性髌骨脱位可能会导致疼痛、不稳定感和活动受限等症状。治疗通常包括物理治疗、肌肉加强训练和可能的手术干预,以减少髌骨脱位的发生。

119 为什么会发生髌骨脱位?

髌骨脱位可能由多种原因导致,包括:

(1)解剖结构异常:髌骨、股骨、胫骨或韧带的异常结构可能导致髌骨脱位。

(2)肌肉力量不平衡:肌肉力量不平衡或肌肉群的不协调可能导致髌骨不稳定,增加脱位的风险。

(3)外伤:剧烈的扭伤、跌倒或运动损伤可能导致髌骨脱位。

(4)遗传因素:遗传因素可能会增加个体发生髌骨脱位的风险。

（5）运动或活动方式不当：错误的运动技术或频繁的重复性运动可能增加髌骨脱位的风险。

（6）肌肉疲劳：肌肉疲劳可能导致肌肉控制不佳，增加髌骨脱位的风险。

髌骨脱位通常需要综合治疗，包括物理治疗、肌肉加强训练和可能的手术干预。

120 髌骨脱位怎么治疗？

髌骨脱位的治疗方法取决于脱位的严重程度和个体的情况，一般包括以下几种方法：

（1）物理治疗：物理治疗可以帮助加强周围肌肉的力量和稳定性，以减少髌骨脱位的风险。物理治疗还可以帮助减轻疼痛和恢复关节的运动功能。

（2）肌肉加强训练：通过针对性的肌肉训练和康复运动，可以增强髌骨周围肌肉的力量和稳定性，从而减少脱位的发生。

（3）手术干预：对于严重的髌骨脱位，可能需要进行手术来修复受损的组织结构，如韧带或软骨，以恢复关节的稳定性。

（4）支具和辅助器具：在康复过程中，可能需要使用支具或辅助器具来提供额外的支撑和稳定性。

治疗髌骨脱位的方法应该由医生根据个体情况进行评估后确定，因此如果出现髌骨脱位的症状，应尽快就医并接受专业治疗。